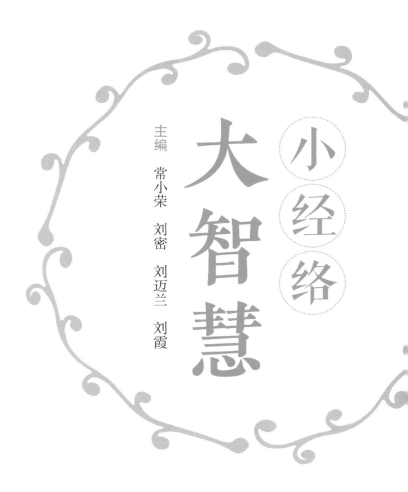

主编

常小荣　刘密　刘迈兰　刘霞

小经络

大智慧

中国健康传媒集团
中国医药科技出版社

U0232955

内 容 提 要

本书共分为上下两篇。上篇主要讲述经络养生的相关理论，第一章讲识穴，简要介绍经络穴位的概念、基本组成和功能作用以及经脉系统；第二章讲医论理，深入浅出的讲解中医学的阴阳五行理论、五脏六腑理论以及气血津液理论；第三章讲技教法，详细介绍了针灸中常用的艾灸、拔罐、刮痧等方法技术。下篇为经络养生实战篇，包括预防保健有奇招、疾病防治有妙招、节气养生有高招、呵护女性有新招和小儿保健有智慧五个部分，从常见疾病的预治、二十四节气养生、女性保养、小儿保健等方面详细论述了老百姓日常生活中的经络养生方法。

图书在版编目（CIP）数据

小经络大智慧 / 常小荣等主编 . — 北京：中国医药科技出版社，2021.6
ISBN 978−7−5214−2320−4

Ⅰ . ①小… Ⅱ . ①常… Ⅲ . ①经络—图解 ②穴位—图解
Ⅳ . ① R224.4

中国版本图书馆 CIP 数据核字（2021）第 031056 号

美术编辑 陈君杞
版式设计 也 在

出版　**中国健康传媒集团** ｜ **中国医药科技出版社**
地址　北京市海淀区文慧园北路甲 22 号
邮编　100082
电话　发行：010−62227427　邮购：010−62236938
网址　www.cmstp.com
规格　880×1230 mm $\frac{1}{32}$
印张　10 $\frac{5}{8}$
字数　293 千字
版次　2021 年 6 月第 1 版
印次　2021 年 6 月第 1 次印刷
印刷　三河市万龙印装有限公司
经销　全国各地新华书店
书号　ISBN 978−7−5214−2320−4
定价　**49.00 元**

获取新书信息、投稿、为图书纠错，请扫码联系我们。

编 委 会

主编简介

二级教授，博士生导师，国家"万人计划"教学名师，全国中医药高等学校教学名师，全国优秀科技工作者，湖南省教学名师，全国第五批、第六批老中医药专家学术经验继承工作指导老师，湖南省医学学科领军人才。现任国家级中医技能实验教学中心主任、国家中医药管理局经穴－脏腑相关重点研究室主任、湖南中医药大学省级重点学科学术带头人。兼任中国针灸学会常务理事、中国针灸学会治未病专业委员会、湖南省针灸学会会长、循证针灸学专业委员会与灸法专业委员会副主任委员。

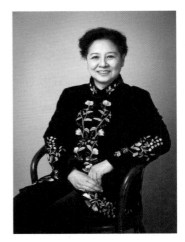

常小荣

近五年主持国家自然科学基金课题 5 项，主持国家 973 计划课题 3 项，部省级课题 8 项。获得国家科技进步二等奖 1 项，国家教育部科技进步一等奖 1 项、二等奖 2 项，湖南省自然科学二等奖 1 项，湖南省科技进步二等奖 1 项、三等奖 5 项，国家教育部自然科学奖二等奖 1 项，中华中医药学会科技进步二等奖 2 项，中国针灸学会科技进步二等奖 2 项，湖南省教学成果一等奖 1 项、二等奖 2 项。发表学术论文 200 余篇，被 SCI 收录 15 篇，主编国家级规划教材 4 部，参编国家规划教材 18 部，主编著作 20 余部，其中《手到病能除——二十四节气经络腧穴养生》和《图解小儿推拿保健》均获得湖南省科普著作奖。

前言

　　经络是运行气血、联系脏腑、沟通体表与全身各部的通道，是人体功能的调控系统。经络也是针灸和推拿的基础，是中医学的重要组成部分，一直为保障中华民族的健康发挥着重要的作用。当针刺、艾灸、火罐、刮痧等技术方法作用于人体经络上的腧穴时，可通过激发经络，调整气血，平衡阴阳，发挥防病治病的作用。所以说，小小的经络蕴含着巨大的智慧。

　　《小经络大智慧》这本书共分为上下两篇。上篇主要讲述经络养生的相关理论：第一章讲经识穴，简要介绍经络穴位的概念、基本组成和功能作用以及经脉系统；第二章讲医论理，深入浅出的讲解中医学的阴阳五行理论、五脏六腑理论以及气血津液理论；第三章讲技教法，详细介绍了针灸中常用的艾灸、拔罐、刮痧等方法技术。下篇为经络养生实战篇，包括预防保健有奇招、疾病防治有妙招、节气养生有高招、呵护女性有新招和小儿保健有智招五个部分，从常见疾病的预治、二十四节气养生、女性保养、小儿保健等方面详细论述了老百姓日常生活中的经络养生方法。本书内容以"灸姐经络智慧"公众号文章为蓝本，书中图片大都由本团队亲自拍摄，适合于广大老百姓，解决日常生活中遇到的健康及养生保健问题。

　　限于编者的水平，不足之处敬请读者指正，以利修订提高。

编　者

2021 年 1 月

目录
CONTENTS

03 第三章
讲技教法

第四章
预防保健有奇招

05 第五章
疾病防治有妙招

07 **第七章**
呵护女性有新招

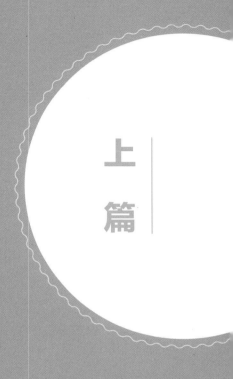

第一章　讲经识穴

第二章　讲医论理

第三章　讲技教法

01

第一章
讲经识穴

经络是什么

1 **经络学说的形成**

经络是经脉和络脉的总称，是人体气血运行的通道。"经"，有路径之意，经脉贯通上下，沟通内外，是经络系统中的主干；"络"，有网络的含义，络脉是经脉别出的分支，较经脉细小，纵横交错，遍布全身。

经络学说是古代医家通过长期的医疗实践，不断观察总结而逐步形成的。人类很早就使用石头、树枝等器具按摩身体的特定部位来缓解病痛，而随着这种防治疾病经验的积累，人们发现体表的特定点不仅可以缓解局部病证的病痛，还可以用于治疗远隔部位的病痛，且具有类似作用的点还有规律地排列在一条线路上。重要的是，随着针刺工具的不断发展，当针刺入身体某个特定部位时，患者会产生一种酸、麻、胀、重等主观感觉，这种感觉还会朝着某个特定方向或者沿着一定的路线向远部传导。因而人们开始思考人体是否存在这样的线路，将脏腑、四肢百骸、五官九窍、皮肉筋骨等联系起来呢？而当身体出现病痛时，在体表出现了一些病理现象，如疼痛、结节、皮疹、皮肤色泽改变等异常反应也证实了体表与体内脏腑的联系通路。

通过对上述现象的观察和总结，人们觉察到人体各部有着复杂而又有规律的体表 – 体内的联系通路，从而提出了经络分布的轮廓，主要为体内脏腑和体表特定点的联系线路。当然经络系统并非由一人所提出，而是早期医家对这种机体内在联系通路的一种共识，在随后的临床实践中又对其不断完善和发展，最终形成了现在的经络系统。

② 经络的作用

经络系统密切联系周身的组织和脏器，《灵枢·经脉》记载："经脉者，所以能决生死，处百病，调虚实，不可不通。"说明经络在生理、病理和疾病防治等方面具有重要作用。其所以能决生死，是因为经络具有联系人体内外、运行人体气血等精微物质的作用；其所以能处百病，是因为经络具有抗御病邪、反映疾病的作用；其所以能调虚实，是因为经络内联脏腑，运行气血，通过对人体经络的调节可以达到补虚泻实的作用。总的来说，经络的作用包含以下几个方面。

联系脏腑，沟通内外，使机体成为一个有机的整体

中医哲学思维观中不仅认为人与自然是一个有机的整体，同时还认为人体自身也是一个有机的整体，人体的五脏六腑、四肢百骸、五官九窍、皮肉筋骨等组织器官，之所以能保持相对的协调与统一，完成正常的生理活动，是通过经络系统的联络沟通而实现的。中医认为"肝气通于目，肝和则目能辨五色矣"，肝之所以能影响目的视物功能是由于肝经将肝与目联系在了一起。而当肝出现疾病时同样也会在目上有所反应：肝血不足，则两目干涩，视物不清或夜盲；肝经风热，可见目赤痒痛；肝火上炎，可见目赤生翳；肝阳上亢，则头目眩晕；肝风内动，可见目斜上视等。

> 运行气血，协调阴阳，是中医药防治疾病的基础
>
> 人体的各个脏腑组织器官均需要气血的温养濡润，才能发挥正常作用。气血必须依赖经络的传注，才能输布全身，以濡润全身各脏腑组织器官，维持机体的正常功能。因此，经脉通畅是脏腑组织器官发挥正常生理功能的先决条件，也是中医药防治疾病的基础。

经络是怎样的系统呢

经络系统由经脉和络脉组成，其中经脉包括十二经脉、奇经八脉，以及附属于十二经脉的十二经别、十二经筋、十二皮部；络脉包括十五络脉和难以计数的浮络、孙络等。经脉和络脉有规律的衔接，将人体各组织器官有机地联系成一个整体。由于经络中只有十二经脉和奇经八脉上有穴位，因此，我们主要描述十二经脉和奇经八脉。

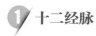 **十二经脉**

十二经脉的名称非常简单，主要由三部分构成：手足、阴阳、脏腑。例如：手太阴肺经，此经首先是和手发生联系的，阴阳属性是阴，脏腑属性是肺。十二经脉均遵循这个规律。因此，我们可以先用手、足将十二经脉分为手六经和足六经，手六经又有手三阳经和手三阴经，足六经又有足三阳经和足三阴经；由于中医理论认为脏腑是有阴阳属性的，腑为阳，脏为阴，因此手三阳经、足三阳经都属于腑，行于肢体的阳面（外侧面）；而手三阴经、足三阴经属于脏，行于肢体的阴面（内侧面）。而又根据阴阳消长的规律，阴可分为太阴、少阴、厥阴，阳可分为阳明、少阳、太阳。根据命名规律，十二经脉名称分别为手太阴肺经、手阳明大肠经、足阳明胃经、足太阴脾经、手少阴心经、手太阳小肠经、足太阳膀胱经、足少阴肾

经、手厥阴心包经、手少阳三焦经、足少阳胆经、足厥阴肝经。

2 奇经八脉

奇经八脉是指别道奇行的经脉，我们常常比喻十二经脉为大自然中的江河，奇经八脉则为湖泊。奇经八脉就像湖泊一样对十二经脉的气血有着蓄积和渗灌的调节作用。"奇"有"异"的意思，即奇特、奇异。奇经八脉包括督脉、任脉、冲脉、带脉、阴维脉、阳维脉、阴跷脉、阳跷脉，其中督脉和任脉有固定的穴位。奇经八脉是对十二经脉的补充，增强了十二经脉的联系，将部位相近、功能相似的经脉联系起来，起到了统摄有关经脉气血、协调阴阳的作用。

小经络有何大用途

1 疾病诊断方面

经络是人体通内达外的一个联络系统，在生理功能失调时，又是病邪传注的途径，具有反映病候的特点。如在有些疾病的病理过程中，常可在经络循行通路上出现明显的疼痛，或者结节、条索等反应点，以及相应的部位皮肤色泽、形态、温度等变化。通过望色、循经触摸反应点和按压等，可推断疾病的病理状况。因此，通过对经络的学习，我们可以了解自己的身体状态。从而做到早发现、早干预。另外，由于不同的经络可有不同的分布范围和生理功能，通过对病变部位和病变性质的辨析，我们可以知道病证的归经。例如，头痛一证，痛处范围不同可归属到不同经脉，痛在前额部位多与阳明经相关，而痛在两侧多与少阳经相关，痛在后项部多与太阳经相关，痛在巅顶者往往与督脉、足厥阴经相关。

2 疾病防治方面

针灸治疗是通过针刺和艾灸等刺激方法刺激体表经络腧穴，以疏通经气调节人体脏腑气血功能，从而达到防治疾病的目的。我们常常说的"若要安，三里常不干"（指在足三里穴处施以灸法，使足三里部位长期处于施灸的状态），是一种常用的保健方法，为何在足三里这里常灸可以防病保健呢？就是因为足三里是胃经的合穴，合穴可以治疗内腑疾病，气血在经络中循行流注过程中出现的此种规律性的变化指导了疾病的防治。另外，由于胃经属于胃腑，中医认为脾胃为后天之本，调节胃腑可以调节后天之本，达到滋养后天以养先天的目的。因此，针灸治疗疾病是以经络为理论基础的一种治疗方法。

第二节　穴位概述

穴位是什么

穴位又称为"腧穴"，"腧"通"输"，"穴"是空隙的意思，是指人体脏腑经络之气输注于人体的特殊部位。穴位是古人在长期生活实践的过程中陆续发现的，早在新石器时代，我们的祖先就已经使用砭石来割刺放血，割治脓疡；或按压、叩击、热熨体表；或在体表某一部位用火烤、烧灼等方法来减轻和消除伤痛。久而久之，人们发现人体的某些部位具有治疗疾病的作用。早期人们只是以病痛的局部作为刺灸的部位，即"以痛为腧"。当时既没有固定的部位，也无所谓穴名。后来随着医疗经验的积累，才把某些特殊的"按之快然""驱病迅捷"的部位称为"砭灸处"。后来古人经过长期的医疗实践，对穴位有了更深一步的认识，明确了它的特点和治疗范围，并赋予了名称，以后又进行了系统的分类。

早在《黄帝内经》中就已经明确了穴位的定义，并且列出了一部分腧穴及临床应用，代表性的篇章为《素问·气穴论》，"脏俞五十穴，腑俞七十二穴，热俞五十九穴，水俞五十七穴，头上五行行五，五五二十五穴；……目瞳子浮白二穴……"，《素问·气府论》称腧穴是"脉气所发"；《灵枢·九针十二原》中明确指出，穴位是"神气之所游行出入也，肺皮肉筋骨也"，说明穴位不仅仅是指体表的点，更是深入到肌肉筋骨。

目前穴位主要由十四经穴、经外奇穴和阿是穴三大类组成。一般归属于十四经脉系统的穴位称之为经穴，未归入十四经脉的穴位称之为经外奇穴，而根据疾病状态而出现的压痛点或疾病反应点称之为阿是穴。中医工作者对穴位的作用以及一些规律性联系等各个方面都进行了大量的临床和实验研究，并取得了新的成果。同时，又陆续发现了一些新的有效穴位，如耳穴、足穴、手穴等以生物全息理论为基础的全息穴，也符合穴位的定义和应用规律，这是对传统腧穴理论的补充与发展，值得进一步的研究。

人体有多少个穴位

穴位一般可分为经穴、奇穴和阿是穴三大类。

凡是归属于十二经脉和任、督二脉的穴位，总称为十四经穴，简称经穴；经穴都是分布在十四经脉上，而且都有具体的穴位名称和固定的位置，有明确的主治功效。早在《内经》记载有穴位名的穴位就有 160 多穴，经穴专著《针灸甲乙经》中记载穴位 349 穴，直至清代《针灸逢源》中记载的经穴总数达到 361 穴，目前经穴总数也是以这本书为准。

凡是不属于十四经穴范围，而有具体的位置和名称的经验穴，称之为经外奇穴，也可以称之为奇穴。《备急千金方》一书中载有奇穴 180 多个，明代《奇效良方》收集了 26 个奇穴。《针灸大成》对奇穴尤为重视，载有 35 穴。《针灸继承》汇集了 144 个奇穴。奇穴的主治范围比较单一，多数对某些病症有特殊的疗效，如太阳穴治疗头痛、定喘穴可以治疗肺系疾病等。

阿是穴，又称不定穴、天应穴等，通常是指该穴位既不是经穴，也不是奇穴，但是压痛点明显，且对局部病变有明显的治疗作用。"阿是"之名见于唐代《备急千金要方》，《扁鹊神应针灸玉龙经》称之为"不定穴"，《医学纲目》称"天应穴"，其名虽异，意义相同。这类穴位既无具体名称，也无固定位置，而且以压痛点或其他反应点为治疗部位。

小穴位有何大作用

穴位的调节作用是良性且双向的，由内向外，反映病痛；从外向内，接受刺激，防治疾病。穴位既是疾病的反应点，也是治疗的作用点。穴位的作用可分为三个方面，即调气血和阴阳、反映病症以及防治疾病。

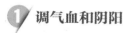 **调气血和阴阳**

穴位居于体表，是体内外相通的重要部位。经络系统的皮部也分布于体表，它有运行、渗灌气血的作用。无论十四经上的腧穴，还是位于其他部位的奇穴，都是气血汇聚、转输的地方，具有调节气血的功能。《素问·调经论》说："夫阴与阳皆有俞会，阳注于阴，阴满于外，阴阳匀平，以充其形。"是说阴经和阳经上都有腧穴，阳经的气血输注于阴经，阴经的气血输注于阳经，并互相调和气血的部位。因此，阴阳经脉之间的相互联系在腧穴。阴阳经脉气血的平衡，起协调作用的是腧穴。所以，在治疗中腧穴能从阴引阳，从阳引阴。

② 反映病症

穴位虽然位于体表，但是与机体的内脏、器官都有着密切的联系，当疾病出现时，人体相应的穴位就会出现压痛、肿胀、瘀血、结节等病理现象。疾病发生必取决于邪正交争，长此以往便会导致阴阳气血失调，而这种现象则可以直接反应于与之相关的穴位。《灵枢，邪客》有记载"肺心有邪，其气留于两肘；肝有邪，其气留于两腋；脾有邪，其气留于两髀；肾有邪，其气留于两腘。"所以由此可见，当机体出现病症时，一定会在体表的某个部位出现病理改变，也就是我们所说的穴位。

③ 防治疾病

居体表的腧穴是人体的门户，当大自然的气候条件超过人体适应能力时，机体就会生病。通过体表使人生病的因素中医称之为"邪气"，医生可以在体表的腧穴施用针灸的方法，达到祛病疗疾的目的。《素问·五脏生成》在解释腧穴的特点时说："此皆卫气之所留止，邪气之所客也，针石缘而去之。"指穴位不仅是气血输注的部位，而且是邪气所客的处所，也是针灸用以补虚泻实的部位，针灸预防疾病，主要就是提高机体的抗病能力。《扁鹊心书》推崇灸法，有不少关于艾灸穴位健身防病的论述，如："灸气海、丹田、关元、各三百壮，固其脾肾，夫脾为五脏之母，肾为一身之根。"说明穴位不仅具有治疗疾病的作用还可以预防疾病的发生。如在人体的一些腧穴如三阴交、足三里、气海、关元等，用针灸的方法施用补法或用灸法，有防病于未然的功能。

第一节　阴阳学说
——来源于生活，而又高于生活

阴阳，是古代哲学的一对范畴。阴阳学说认为：自然界中相互关联又相互对立的两个事物或现象，或同一事物内部对立的两个方面，都可以用阴阳来概括他们各自的属性。一般来说，运动的、外向的、上升的、弥散的、温热的、明亮的、兴奋的都属于阳，而相对静止的、内守的、下降的、凝聚的、寒冷的、晦暗的、抑制的都属于阴。例如，空间上，上为阳，下为阴，外为阳，内为阴，南为阳，北为阴；时间上，白昼为阳，黑夜为阴；季节上，春夏为阳，秋冬为阴；事物的运动状态，上升、运动为阳，下降、静止为阴。

以日光的向背而言，生活中朝向日光的一面称为阳，背向日光的一面称为阴。随着人们对生活观察面的拓宽，发现向阳的一面光线明亮，让人感觉温暖，而背阳的一面光线晦暗，让人感觉寒冷。所以，人们把明亮、温暖的东西和事物归属于阳，把晦暗、寒冷的东西和事物归属于阴。后世再进一步的延伸，认为自然界的一切事物和现象都可以分为阴和阳两个方面。因此，阴阳学说来源于生活，而又高于生活。

人体有着自我的调节系统，有阴有阳，当阴阳平衡时则身体康健，而一旦阴阳失调，我们就会生病，如同这个世界男女的比例，如果严重失衡，势必有人无法"成双成对，一一对应"，阴阳平衡的关系可以用下图的比喻来表示。

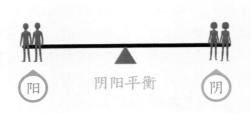

阴阳偏盛

顾名思义，即阴或者阳中某一方过于亢盛的病理现象。好比阳邪侵入，"天平"上多闯入了一个男性，就出现了阳盛的现象。

阳盛则热，阳偏盛就会出现高热、烦躁、面赤、舌红、脉数等具有实热证的表现，而由于阳偏盛，阳邪耗损阴，身体的阴气受到一定程度的耗损，因此就会出现阳盛阴损的现象，人体的"天平"自然也就不会平衡了。

同理可证，当阴邪偏盛时，阴盛则寒，人体就会出现面白形寒、畏寒、脘腹冷痛、舌淡苔白等实寒证的表现，人体的阳气也受到一定程度的耗损，此时的治疗就要祛寒合并助阳，使人体的"天平"保持平衡。

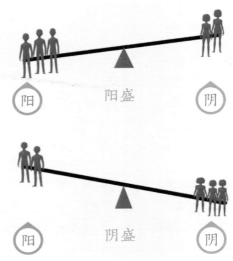

阴阳偏衰

聪明的你看到此一定也知道是怎么回事了，所谓的阴阳偏衰，就是指阴、阳中的任何一者虚衰不足的病理状态。

阳代表光明、温暖的一面，当阳偏衰时，人就会出现怕冷、自汗、神疲倦卧、脉沉或细微等一系列阳虚的证候，好比天平上少了一个男性，女性自然就显得多了，但这并不是阴盛的表现，而是由于阳偏衰导致的，因此是属于阳虚证。

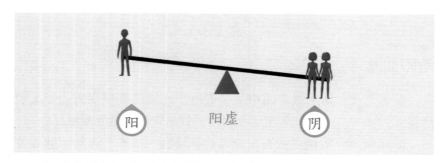

阴代表凉润，阴偏衰则热，此热非彼热，上面聊及阳盛则热的热象为实热的证候，而这里是虚热的阴虚证，具体有低热、潮热、盗汗、五心烦热、舌红少苔、脉细数等表现，千万不要弄混了哟！

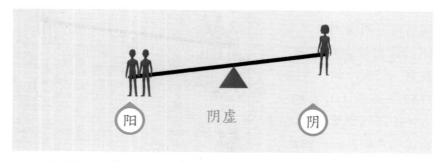

看到这里，你一定想要了解实证和虚证到底有什么区别。实证时，一般起病较急、发展得也快，脉洪大有力；虚证时，一般起病缓慢、发展缓慢，脉虚弱无力。在临床病症中，很多病人往往是虚实夹杂的，如何正确辨别并诊断虚实，这就要依赖于医生的诊疗功底了。

阴阳互损

阴阳互根互用，当阴或阳的一方偏衰到一定程度的时候，就会影响另一方而导致另一方也出现偏衰的现象，最后导致阴阳皆虚，就好像世界是一个联系的整体，当某一物种减少时，生物链的原因会影响到另一个物种也减少。

第二节　五行学说
——为什么说买东西而不是买南北

有一次，南宋著名哲学家朱熹在街上见到他的好友盛温如提着一个竹篮子，便问道："你上哪去？""去买东西。"盛温如答道。"难道就不能说买南北吗？"朱熹又问。

盛温如回答朱熹："东方属木，西方属金，凡属金类、木类的，我这个篮子就装得；南方属火，北方属水，水类、火类，这个篮子就装不得。所以只能买东西，不能买南北。"

其中，盛温如提到的"东方属木，西方属金"则是五行学说的内容。五行学说与阴阳学说一样，是一种古代哲学思想，属于古代唯物论和辩证法的范畴。

五行的概念

"五"，是木、火、土、金、水五种基本物质；"行"，四通八达，流行和行用之谓，是行动、运动的古义，即运动变化、运行不息的意思。五行，是指木、火、土、金、水五种物质及其运动变化。

五行的特性

五行的特性，是古人在长期生活和生产实践中，对木、火、土、金、水五种物质的朴素认识基础之上，进行抽象而逐渐形成的理论概念。具体内容如下：

1. "木曰曲直"

是指树木的枝条具有生长、柔和、能屈又能伸的特性，引申为凡是具有生长、生发、条达、舒畅等性质或作用的事物和现象，归属于木。

2. "火曰炎上"

是指火具有炎热、上升、光明的特性。引申为凡具有上升、光明、温热等性质或作用的事物和现象，归属于火。

3. "土爱稼穑"

指土地是人们进行种植和收获谷物等农事活动的场所，引申为凡具有生化、承载、受纳等性质或作用的事物和现象，归属于土。

4. "金曰从革"

指金具有刚柔相济的特性。引申为凡具有沉降、肃杀、收敛等性质或作用的现象和事物，归属于金。

5. "水曰润下"

指水具有滋润、下行的特性。引申为凡具有滋润、下行、寒凉、闭藏等性质或作用的事物和现象，归属于水。

根据五行的特性，与自然界的各种事物或现象相类比，运用归类和推演等方法，将其最终分成五大类。例如，东方属木，南方属火，西方属金，北方属水，中间属土；春天属木，夏天属火，秋天属金，冬天属水，长夏属土；五脏中，肝属木，心属火，肺属金，肾属水，脾属土。

金木水火土

五行学说的基本内容

五行学说的基本内容主要包括五行的相生、相克以及五行的相乘、相侮。

1. 五行相生

指木、火、土、金、水之间存在着有序的递相资生、助长和促进的关系。五行相生的次序是：木生火、火生土、土生金、金生水、水生木。其中，木生火可理解为木材可以用来生火煮饭；火生土可理解为木材燃尽后会变成灰土；土生金可理解为土壤里面含有金属矿物质；金生水可理解为金属在高温燃烧下可变成液态；水生木可理解为树木生长需要水分。

2. 五行相克

指木、火、土、金、水之间存在着有序的递相克制、制约的关系。五行相克的次序是：木克土、土克水、水克火、火克金、金克木。木克土可理解为树木可以将土壤中的养分吸干，造成土壤贫瘠；土克水可理解为"兵来将挡、水来土掩"；水克火可理解为水火不能相容，平时发生火灾也是用高压水枪灭火；火克金可理解为火可以将金属物质烧化、熔化；金克木可理解为金属制作的锯子、镰刀等工具可以砍伐树木。

3. 五行相乘

指五行中一行对其所胜的过度制约或克制，又称倍克。五行相乘的次序与相克相同，即木乘土，土乘水，水乘火，火乘金，金乘木。相乘与相克虽然在次序上相同，但有本质的区别。五行相克是正常的制约关系，在人体属于正常的生理状态；五行相乘是异常的制约关系，在人体属于病理状态。

4. 五行相侮

指五行中一行对其所不胜的反向制约和克制，又称反克。五行相侮的次序与相克相反，即土侮木，水侮土，火侮水，金侮火，木侮金。相侮和相乘都是异常的制约关系，在人体表现为相应的病理变化，不同在于相侮的次序与相克相反，相乘的次序与相克相同。

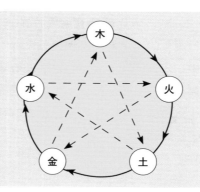

▶▶▶ 小结

五行学说是中国古代哲学的基本范畴。五行学说以天人相应为指导思想，以五行为中心，以空间结构的五方、时间结构的五季、人体结构的五脏为基本框架，将自然界的各种事物和现象，以及人体的生理病理现象，按其属性进行归纳。五行系统中，正常情况下存在着相生、相克的关系，病理情况下则存在着相乘、相侮的关系。

第三节 人体的"将军之官"——肝

中医学中，肝被称为"刚脏""将军之官"。中医学的肝脏是建立在解剖肝器官的基础上，更注重功能的系统。此系统以肝为中心，肝脏具有主藏血、主疏泄的功能，外在与眼睛、筋和爪甲相呼应。因此内在肝脏功能的盛衰，可以通过眼睛、筋和爪甲的外在表现反映出来。

一、肝的生理功能

1. 肝主疏泄

是指肝气可调节全身气的运动，从而发挥调畅情志、促进精血津液的运行输布及促进饮食消化等作用。

调畅气机：肝主疏泄的生理功能，关系到人体全身的气机调畅。如肝气郁结则容易导致情绪低落、胸胁胀痛、腹部胀气等症状；肝气亢逆，阳气升发过度，则容易出现急躁暴怒、面红目赤、吐血、咯血等；肝气虚弱，疏泄失职，可见唉声叹气、情绪低落、头晕目眩等表现。

调节精神情志：情志，即情感、情绪，是指人类精神活动中以反映情感变化为主的一类心理过程。气机调畅，则心情舒畅、心境平和；气机失常则可见情绪波动较大，或闷闷不乐，或暴躁易怒等异常表现。

促进消化吸收：脾胃是人体主要的消化器官。胃主受纳，脾主运化。肝主疏泄是保持脾胃正常消化吸收的重要条件。肝气疏泄正常，则脾胃之气的升降正常，脾气升清则将营养物质向身体各个部位运输，胃气下降将饮食糟粕下传至大小肠。除此之外，由肝精所化的胆汁，也是促进食物消化的重要组成部分。

维持气血运行：肝的疏泄能直接影响气机调畅。气行则血行，只有气机调畅，才能充分发挥心主血脉、肺助心行血、脾统摄血液的作用，从而保证气血的正常运行。

调节水液代谢：水液代谢的调节主要是由肺、脾、肾等脏腑共同完成的，但与肝也有密切关系，肝气畅达，津液的输布和代谢才能正常。

调节男女生殖功能：肝主疏泄，调节气的运动，可促进男子排精、女子排卵及月经的排出。

2. 肝主藏血

是指肝具有贮藏血液、调节血量和防止出血的作用。肝脏所贮藏的血液可以濡养人体，《素问》中说："肝受血而能视，足受血而能步，掌受血而能握，指受血而能摄。"表明只有当肝血充足时，人体才能正常进行生命活动；当肝血不足时，就可能出现手指麻木、眼睛干涩、手脚抖动等症状。调节血量是指肝脏能够控制血液的运行，"人动则血运于诸经，人静则血归于肝脏"，当人不动的时候，肝脏将部分血液藏于自身，当人体处于运动状态，代谢加快时，肝脏会把贮藏的血液释放出去以营养经脉。防止出血是指当肝气充足时，能固摄血液，让血液在脉中正常运行而不溢出，同时肝阴具有凉血、凝血的功能，也可以有效防止出血。

二、肝在藏象系统的生理联系

"藏"同"脏"，即内脏；"象"指表现于外的生理、病理现象。藏象包括各个内脏实体及其生理活动和病理变化表现于外的各种征象。

1. 肝在体合筋，其华在爪

筋，指肌腱、韧带、筋膜，是连接肌肉、骨骼和关节的一类组织。《素问·五脏生成篇》说："诸筋者，皆属于节。"筋和肌肉的收缩和弛张，即能支配肢体、关节运动的屈伸与转侧。筋膜有赖于肝血的充分滋养，才能强健有力，活动自如。正所谓肝血充足，才能濡养筋；筋得血养，才能运动灵活有力。当肝有病变时，可影响筋的功能而产生多种病变。如肝血不足或肝的藏血功能失常，血不养筋，可出现易疲劳、肢体不健，或肢体麻木、关节屈伸不利、手足震颤等。而体内热极劫伤阴血，肝风内动，又可见四肢抽搐、角弓反张。

爪，即爪甲，包括指甲和趾甲，中医认为，爪乃筋之延伸到体外的部分，故称"爪为筋之余"。《素问·五脏生成篇》说："肝之合筋也，其荣爪也。"肝血的盛衰，可影响爪甲的荣枯。肝血充足，则爪甲坚韧明亮，红润有光泽。若肝血不足，则可出现爪甲软薄，枯而色失，甚则变形脆裂等表现。

2. 肝开窍于目，在液为泪

目，即眼睛，又称为"精明"，是视觉器官，具有视物之功能。《素问·脉要精微论》说："夫精明者，所以视万物、别白黑、审短长。"肝的经脉上联于目系，目的视力正常与否，有赖于肝气之疏泄和肝血之荣养的作用正常与否。肝经通于目，泪从目出，故泪为肝之液。泪有濡润眼睛，保护眼睛的功能。泪液过多或过少均属病态，且与肝关系密切。肝阴不足，泪液分泌减少，轻则两目干涩，重可干而作痛；肝经风热上扰，又可见目眵（眼屎）增多，或迎风流泪等。

3. 在志为怒

"志"是指情绪，怒是人在情绪激动时的一种情志变化，由肝之精气所化，故说肝在志为怒。大怒暴怒，可导致肝气升发太过，表现为烦躁易怒，激动亢奋，称为"大怒伤肝"；郁怒不解，则易致肝气郁结，表现为心情抑郁，闷闷不乐，称为"郁怒伤肝"。

▶▶▶ 小结

肝为风木之脏，喜条达顺畅而厌恶抑郁不通，肝气向上走，升发太过易发生病变，其性刚强，故称"刚脏"。刚，刚强暴急之意。肝脏具有刚强之性，其气急而动，易亢易逆，故被喻为"将军之官"。"肝"在人体中占有非常重要的地位。它的疏泄与藏血功能是维持人体正常运化和代谢的重要保障，它与人体生命活动息息相关。

第四节　我们一起谈谈"心"

心，五脏中最重要的器官，主宰全身，《内经》称之为"君主之官"。心居于胸腔之内，膈膜之上，两肺之间，外有心包护卫。心的主要功能是主血脉和藏神，依赖心的气、血、阴、阳共同完成其功能。

一、心的生理功能

❶ 心主血脉

心主血脉，指心有主管血脉和推动血液循行于脉中的作用，包括主血和主脉两个方面。心主血脉的生理作用主要分为两大类：一是行血以输送营养物质。心气有力地推动血液在脉内循环运行，血液运载着营养物质以供养全身，使五脏六腑、四肢百骸、肌肉皮毛至整个身体都获得充分的营养，以维持机体正常的功能活动。二是生血，心脏将水谷精微等物质"化赤为血"，使血液不断地得到补充。

2 心主神志

心主神志，即心主神明，又称心藏神。

心主神志的生理作用：心藏神，为人体生命活动的中心。其生理作用有二：其一，主管思维、意识、精神。在正常情况下，神明之心接受和反映客观外界事物，进行精神、意识、思维活动。其二，主宰生命活动。神明之心为人体生命活动的主宰。五脏六腑必须在心的统一指挥下，才能进行统一协调的正常的生命活动。心为君主而脏腑百骸皆听命于心。

二、心在藏象系统的生理联系

1 心在体合脉，其华在面，开窍于舌

中医学认为，血脉为心所主，而面部血脉最为表浅、丰富，由此心的功能可以从面部的色泽上表现出来。因此，心的功能与脉搏跳动、面色及舌象关系密切。正常情况下，心血充足，则脉动有力，面色红润，舌红润泽；心血亏虚，则脉弱无力，面白舌淡；心火上炎，则脉象数，面红目赤，舌尖红赤，或口舌生疮。

2 心与情志之中的喜关系密切

《素问·举痛论》说："喜则气和志达，营卫通利。"是说正常表达喜悦之情可以气舒条达，通利血脉。但过度的喜乐或不及，则可损伤心神。故曰"喜伤心"。如心藏神功能过亢，可出现喜笑不休；

心藏神功能不及，又易使人悲伤。由于心能统领五志，故五志过极皆能伤心。

③ 心在液为汗

汗液是身体内的津液被阳气蒸腾气化后排出体外的液体，在生活中我们可以观察到，有些人在紧张或受惊的时候容易出汗，心为五脏六腑之大主，主宰人的精神情志活动，因此情志因素引起的出汗与心有关。心气虚，固摄无力，可见自汗、多汗；心阴虚，虚火内扰，可见盗汗，即睡中汗出，醒来即止；而汗出过多引起津液不足导致血液化生无源，可以引起心气不足或亡失，出现昏厥或死亡。

▶▶▶ 小结

心为阳脏而主阳气：心为阳中之太阳，以阳气为用。心的阳气能推动血液循环，维持人的生命活动，使之生机不息，故喻之为人身之"日"。心脏阳热之气，不仅维持了心本身的生理功能，而且对全身也有温养作用。"心为火脏，烛照万物"，故凡脾胃之腐熟运化，肾阳之温煦蒸腾，以及全身的水液代谢、汗液的调节等等，心阳皆起着重要作用，所以说心是五脏之首，是人体最为重要的脏器。

第五节　兵马未动，粮草先行
——脾为仓廪之官

古人云"兵马未动，粮草先行"，这是自古以来用兵的老规矩，是指出兵之前，先准备好粮食和草料，强调后勤保障的重要性。而在人体内，我们把脾称为"仓廪之官"，认为脾胃的作用就像古时候战争中的粮草库一样重要。

一、脾的生理功能

脾的功能有哪些呢？当脾出现问题的时候，我们身体会出现哪些异常呢？

脾在腹中，与胃相邻，形状似镰刀。它的生理功能主要包括主运化、主统血和主升清三个方面。

脾主运化

运是运输、运送的意思，化是化生、变化之意，是指脾不但将饮食化为水谷精微，为化生气血津液提供充足的原料，被称为"气血生化之源"，而且能将水谷精微输送到全身以营养五脏六腑，使其发挥正常的功能，是维持人体后天生命活动的根本，故称为"后天之本"。所以当脾主运化的功能出现问题的时候，就会影响饮食物的消化和精微物质的吸收，人体会出现腹胀、食欲不振，甚至是疲倦乏力、消瘦等气血生化不足的表现。

脾主统血

统是指统摄、固摄的意思，指脾气可以统摄、控制血液在脉中运行，防止其溢出脉外的作用。如果脾气不足，出现统血无力，就会出现各种出血，如尿血、便血、月经过多等。

脾主升清

一方面指升输精微，将水谷精微向上输送到心肺头面，为机体提供营养；另一方面指升举内脏，即通过脾的作用维持内脏位置的相对恒定，防止脏器下垂。如脾气虚弱，升举无力，则容易出现胃下垂、子宫下垂、脱肛等病变。

二、脾在藏象系统的生理联系

① 脾主肌肉

我们全身肌肉需要依赖脾运化的水谷精微营养才能壮实丰满。而脾失健运，肌肉失去滋润濡养，则出现肌肉瘦削，四肢无力。如有些小孩子挑食，饭量小，身体消瘦，我们常常形容为"面黄肌瘦"。

② 脾在窍为口，其华在唇

这里的"口"更多的是指口味、食欲。脾在窍为口主要是指人的口味、食欲跟脾主运化有关，脾的运化功能失调就会出现口味不好，不想吃东西。而其华在唇是指我们口唇的色泽可以反映脾气血的盛衰。脾失健运，气血亏虚的时候就会出现口唇淡红、微黄，没有光泽。

③ 脾在志为思

指脾的生理功能跟情志有关，比如我们生活中思虑过度往往会影响脾胃的功能，出现不思饮食、消化不良等现象。

④ 脾在液为涎

涎是指唾液中比较清稀的那部分，由脾精上溢于口而化生，在我们吃东西的时候分泌会比较旺盛，帮助我们咀嚼和消化。脾气不能固摄时口水分泌过多容易导致口水不自觉流出；而脾精不足又会导致口水生成过少令人感到口干舌燥，不断喝水也不能缓解。

> ➤➤➤ 小结
>
> 脾被称为"仓廪之官"，具有化生水谷精微、输送营养物质、统摄血液在脉中正常运行、维持内脏位置相对稳定的功能，主肌肉，在窍为口，其华在唇，在志为思，是我们的"后天之本"和"气血生化之源"，在人体中处于非常重要的地位。

第六节　一身之气，肺来调

古人云"肺者，相傅之官，治节出焉"，"相"是宰相，"傅"即师傅，虽然心是"君主之官"，但肺为帝王师，其位置和作用十分重要，人体气机的表现依赖于肺的功能正常。

一、肺的生理功能

肺的功能有哪些呢？当肺出现问题的时候，我们身体会出现哪些异常呢？

肺位居于胸中，左右各一，呈分叶状，质地疏松，上连气道，开窍于鼻，为气体出入的器官，在人体五脏六腑之中位置最高，故称为"华盖"。肺的生理功能主要包括有主气司呼吸、主宣发与肃降、通调水道和朝百脉与主治节四个方面。

❶ 肺主气司呼吸

包括主呼吸之气和一身之气两个方面，也就是说全身的气均由肺来主持和管理。肺主呼吸之气，人体吸入自然界的清气，呼出体内浊气，实现体内外的气体交换，是通过肺的呼吸运动完成的。肺主一身之气，是肺有主持、调节全身各脏腑经络之气的作用，特别体现在宗气的生成方面。宗气是由脾胃化生的水谷精气与肺吸入的自然界的清气相结合，积于胸中而成。因此，肺的呼吸功能正常与否，直接影响到宗气的生成，宗气通过心脉布散到全身也要依靠肺气的协助。通过宗气的生成与布散，肺发挥主持一身之气的作用。另外，肺的一呼一吸运动，也是全身之气的升降出入运动，是对全身气机的调节。肺主气司呼吸的功能正常，则气道通畅，呼吸自如，如果肺部有病变，则影响到一身之气的生理功能。如肺气不足，则呼吸微弱，气短不能接续，语音低微。若肺气壅塞，则呼吸急促、胸闷、咳嗽、喘息。此外，如果影响到宗气的生成和布散，失去对其他脏腑器官的调节作用，则会出现全身性的气虚表现，如疲倦、乏力、气短、自汗等。

② 主宣发与肃降

宣发，是指肺气向上升宣和向外布散的功能。肃降是肺气清肃、下降的功能。肺的宣发和肃降相反相成。若肺的功能失调，必然导致"肺气失宣"或"肺失肃降"，而见气喘、咳嗽、咳痰、胸闷、气促、鼻塞流涕等病理表现。

③ 主通调水道

是指肺的宣发运动会将津液上输到身体上部和四周的皮肤，又通过肃降运动将津液向下输送并把废弃的浊液运送到膀胱生成尿液。如肺失通调，则水液停聚，就会生成痰饮，轻则排尿减少，甚则全身水肿。

④ 朝百脉与主治节

肺朝百脉，即全身血液都朝会于肺，并经过肺的呼吸进行体内外气体的交换，然后再将富含有清气的血液通过血脉输送到全身，正所谓"血非气不运"。肺的治节功能，实际是代表着肺的主要生理功能，包括肺主呼吸；调节全身气机升降运动，使脏腑功能活动有节；助心行血；通过肺的宣发与肃降，治理和调节津液的输布、运行与排泄。

二、肺藏象系统的生理联系

1 肺在体合皮

其华在毛，我们全身皮毛的固密，润泽依赖于肺功能的正常。肺气虚弱，不能将营养物质输于皮毛，则皮毛憔悴枯槁，不能宣发卫气于肌表，则肌表失固，抗御外邪的能力低下，可见自汗，易感冒。

2 肺开窍于鼻

鼻的通气和嗅觉功能，都与肺气的功能密切相关。故而肺气和则呼吸通利、嗅觉灵敏。外邪袭肺，肺气失宣，可见鼻塞、流涕、喷嚏、喉痒、失音等。

3 肺在志为忧

肺气不足容易导致情绪低落，反之，悲忧过度，可出现呼吸气短等肺气不足的病理表现。

4 肺在液为涕

适量的鼻涕可以濡润我们的鼻腔、防御外邪、保持呼吸通畅。我们感冒时常常会流鼻涕，鼻涕的颜色可以辅助我们辨证，清涕表示是寒邪犯肺，黄涕说明体内有热邪。

▶▶ 小结

肺被称为"相傅之官"，具有主气司呼吸、宣发与肃降、通调水道、朝百脉与主治节的功能，在体合皮，其华在毛，开窍于鼻，在志为忧，在人体中处于非常重要的地位。

第七节　保护好您的先天之本——肾

肾有"先天之本"之称，与脾为"后天之本"相对而言，《灵枢·决气》篇曰："两神相搏，合而成形，常先身生，是谓精。""先天"是受于父母的"两神相搏"之精，由遗传而来，为生命的本源，与出生后饮食营养生活调护的后天相对而言。肾为"先天之本"，是指肾的功能是决定人体先天禀赋强弱、生长发育迟速、脏腑功能盛衰的根本。

一、肾的生理功能

肾的功能有哪些呢？当肾出现问题的时候，我们身体会出现哪些异常呢？

肾位于腰部，脊柱的两侧，左右各一，形状似豇豆。它的主要生理功能是藏精、主水和纳气三个方面。

1 肾藏精

藏是闭藏的意思，是指肾具有贮存、封藏精气的生理功能。精是构成人体和推动人体生命活动的基本物质。肾中所藏之精，包括来源于父母的生殖之精，即"先天之精"，还包括人出生之后，来源于饮食，由脾胃所化生的"后天之精"，可以说肾精是先天之精和后天之精的融合体。肾藏精，精化气，通过三焦，布散到全身。肾中精气不断充盈而产生一种"天癸"的物质，这种物质具有促进人体生殖器官发育成熟和维持人体生殖功能的作用。所以当肾中精气不足的时候，就会影响到肾的封藏功能，而引起遗精、早泄、带下清稀而多、遗尿，甚至小便不禁。肾中精气包含两种功能相反的成分，即肾阴和肾阳，机体通过肾阴和肾阳调节代谢和生理活动。当肾阳虚时，可出现腰酸、腿软、生殖功能减退等；当肾阴虚时，可出现腰酸、腿软、遗精、早泄等。

❷ 肾主水

指肾有主持和调节人体水液代谢的作用。如果肾阳不足，可出现浮肿、小便清长；如果肾阴不足，可出现口舌干燥、小便多。

❸ 肾主纳气

纳有受纳和摄纳的意思。肾主纳气，是指肾有帮助肺吸气和降气，防止呼吸浅表的功能。正常的呼吸既依赖于肺的肃降，又依赖于肾的收纳，肾在下焦，起摄纳的作用，只有肾气充足，肺得其滋助才能气道通畅，呼吸均匀。如果肾中精气不足，摄纳无力，就会出现呼吸浅表，或呼多吸少，动则气短等病理表现，临床上称之为"肾不纳气"。

二、肾藏象系统的生理联系

❶ 肾主骨生髓

骨髓为肾精所化生，肾精充足，则骨髓充盈，骨骼充实健壮，肢体活动轻松有力；如果肾精不足，骨髓空虚，则骨骼脆弱无力，甚至发育不良，如小儿囟门迟闭、老年人易于骨折等。

❷ 开窍于耳和二阴，其华在发

耳的听觉功能，依赖于肾的精气充养，肾藏精，肾中精气充足，则听觉灵敏。精与血互生，精足则血旺，发的营养来源于血。比如临床上老年人多见耳聋耳鸣、毛发易于脱落等现象。

③ 肾在志为恐

指肾的生理功能与情志有关，惊恐、害怕的情志活动与肾的关系密切。过度的恐慌可能会导致大小便失禁等，即是肾气受损的表现，正所谓"恐则气下"。

④ 肾在液为唾

唾是口水中比较黏稠的部分，由肾精所化。日常生活中我们可以多叩齿，然后将产生的唾液徐徐吞下，可以有补肾精的功效。

▶▶▶ 小结

肾具有藏精、主水和主纳气的功能，主骨生髓，开窍为耳和二阴，其华在发，在志为恐，是我们的"先天之本"，在人体中处于非常重要的地位。

第八节　六腑的主要功能有哪些

六腑，是指胆、胃、大肠、小肠、膀胱、三焦的总称。六腑多为中空有腔的脏器，它们的主要的生理功能是传化饮食和水液。"六腑者，传化物而不藏，故实而不能满也"，六腑囊括的基本是人体的消化系统，都是中空的，用来装盛人体的一些糟粕，例如胃受水谷、大肠受粪便、膀胱受尿液等，这些东西都是要及时排出体外的，而这些都是实在的物质，所以说是实而不满。六腑既有分工又相互协作，共同完成饮食的受纳、消化、吸收、传导和排泄过程。

胆

胆的功能有哪些呢？当胆出现问题的时候，我们身体会出现哪些异常呢？

胆居六腑之首，胆与肝相连，附于肝的短叶间。胆所贮藏的胆汁，由肝精所化，因此同时具有"脏藏精、腑传化"的功能，似脏非脏，似腑非腑，因此被称为"奇恒之府"。

胆的主要生理功能主要包括储存和排泄胆汁，主决断。

1. 储存胆汁

胆汁味苦，色黄绿，来源于肝脏，它由肝脏形成和分泌出来，然后入胆贮藏，参与饮食物的消化，是脾胃运化功能得以正常进行的重要条件。

2. 排泄胆汁

肝的疏泄功能直接控制和调节着胆汁的排泄，肝疏泄正常，则胆汁排泄畅达，脾胃运化功能亦健旺。反之，肝失疏泻，导致胆汁排泄不利，胆汁郁结，肝胆气机不利，影响脾胃运化功能，可出现肋下胀满疼痛、食欲减退、腹胀、便溏等症。若胆汁上逆、外溢，还可出现口苦，呕吐黄绿苦水，黄疸等病理现象。

3. 主决断

《素问·六节藏象论》："凡十一脏，取决于胆也。"胆气强则胆子大，决断勇敢；如果胆气虚则胆子小，容易叹息或处事犹豫不决、不果断。

胃

胃的功能有哪些呢？当胃出现问题的时候，我们身体会出现哪些异常呢？

胃是人体对食物进行消化的重要脏器，可分为上、中、下三部。胃的上部称为上脘，包括贲门，胃的中部称为中脘，也就是胃体部分，胃的下部称为下脘，包括幽门。胃的主要生理功能包括主受纳、腐熟水谷和主通降、以降为和。

1 主受纳、腐熟水谷

饮食入口后，经过食管，容纳于胃，胃将所受纳的水谷腐熟消化变成食糜，只有当胃阴充足，胃气充盛时，经过初步消化的食物才能顺利下传于小肠，然后将转化后的精微物质经过脾的运化而营养全身。所以胃有"太仓""水谷气血之海"之称。

2 主通降、以降为和

饮食入胃，经胃的腐熟，初步消化后，下行于小肠，再经过小肠的分清泌浊，营养物质被吸收，糟粕在胃气的推动下下移于大肠，变为大便排出体外。如果胃失通降，可出现脘腹胀闷或疼痛、恶心、呕吐、大便秘结等症状。

小肠

小肠的功能有哪些呢？当小肠出现问题的时候，我们身体会出现哪些异常呢？

小肠位于腹中，是一个相当长的管状器官，回环迭积，其上口与胃的幽门相接，下口与大肠相接，其交界处称为阑门。小肠的主要生理功能包括受盛和化物，泌别清浊。

1 受盛和化物

受盛指接受，以器盛物的意思；化物，具有消化、化生的意思。胃初步消化的食物，在小肠内停留一段时间，配合胰液、胆汁等消化液以助食糜彻底消化，将饮食水谷分化为精微和糟粕。

② 主泌别清浊

是小肠在进一步消化食物的同时，进行分清泌浊的过程。分清就是将饮食物中的精华部分，进行吸收，再通过脾升清散精的作用，输布全身，以供营养。泌浊指将饮食物的残渣糟粕，传送到大肠，形成粪便排出体外。如果小肠功能失调，可引起浊气在上的腹胀、腹痛、呕吐、便秘等症状，也可引起清气在下的便溏、泄泻等症状。

大肠

大肠的功能有哪些呢？当大肠出现问题的时候，我们身体会出现哪些异常呢？

大肠位于腹中，是一个管道器官，其上口在阑门处与小肠相接，下端连肛门。大肠的主要生理功能为传化糟粕。

大肠传化糟粕的功能是大肠对饮食物糟粕中的残余水分进行吸收，并排出糟粕的过程。如果大肠传导功能失常，不能吸收水液，可出现大便溏泻、肠鸣等症状；若大肠吸收水分过多，则可见大便秘结。

膀胱

膀胱的功能有哪些呢？当膀胱出现问题的时候，我们身体会出现哪些异常呢？

膀胱位于小腹中央，主要功能是贮存和排泄尿液。尿液为津液所化，在肾的气化作用下生成尿液，下输膀胱。尿液在膀胱内储存至一定程度时，即排出体外。如果膀胱的贮尿功能出现问题，可见遗尿、尿频、小便失禁；如果膀胱的排尿功能出现问题，可见尿痛、排尿不畅等。

三焦

三焦的功能有哪些呢？当三焦出现问题的时候，我们身体会出现哪些异常呢？

三焦是脏腑之间和脏腑内部的间隙互相沟通所形成的通道。三焦从部位而言，分上焦、中焦、下焦。上焦指胸膈以上部位，包括心与肺；中焦指膈下、脐部以上部位，包括脾、胃、肝、胆；下焦指脐以下部位，包括肾、膀胱、小肠和大肠。三焦既是气和水液升降出入的通道，又是气化的场所。也可以说是通行元气和运行水液的道路。三焦病理表现包括肺、脾胃、肾等脏腑的气机不畅，也可表现为肺、脾、肾等脏器津液代谢障碍，升清降浊的功能紊乱，从而导致水液潴留。

▶▶▶ 小结

《素问·六节藏象论》："脾、胃、小肠、大肠、三焦、膀胱者，仓廪之本，营之居也，名曰器，能化糟粕，转味而入出者也。"饮食入胃，经胃的腐熟和初步消化，下传于小肠，经小肠进一步消化，分清别浊，将精微物质部分通过脾脏的转输营养全身，将糟粕即食物残渣，下达于大肠，经大肠的传化，由肛门排出。代谢后的废液，经过下焦渗入膀胱，经膀胱气化而成尿液，及时排出体外。整个消化过程还有赖于胆汁进入小肠，以助饮食的消化。三焦是津液流通和元气运行的通道，津液经三焦而分布全身，发挥其滋润和濡养的作用。六腑是相互连接的，分工协作，保持泻而不藏的特性，及时排出其内容物，才能保持通畅，故有"六腑以通为用，以降为顺"之说。

第九节　怎样认识人身三宝 "气、血、津液"

气、血、津液是构成人体和维持人体生命活动的基本物质。气不断变化，极其细微；血是循行于脉内的红色液体；津液是人体一切正常水液的总称。它们有各自的功能和特点，相互依存，是脏腑组织器官和经络进行生理活动的物质基础。

一、气的生理功能

气是由先天之精气、水谷精气和自然界的清气三者结合而成。气的生理功能主要包括推动、温煦、防御、固摄、气化和营养作用。

按气的来源划分，将气划分为元气（真气）、宗气、营气、卫气四类。元气主要为肾精先天所化生，肾中先天之精禀受于父母的生殖之精，胚胎时期即已存在，出生后就依赖于脾胃化生的水谷之精所滋养，方能化生充足的元气，最后通过三焦循行全身，主要功能是推动激发人体生长、发育和繁殖以及激发脏腑经络等生理活动。因此，元气充盛与否，不仅与来源于父母的先天之精有关，而且与脾胃运化功能、饮食营养及化生的后天之精是否充盛有关。若因先天之精不足而导致元气虚弱者，也可以通过后天的培育补充而使元气充实。宗气是经脾胃消化、吸收而来的水谷精微之气，通过脾之升清功能传输于肺，与肺从自然界吸入的清气相互结合而化生。主要功能为助肺脏呼吸、贯心脉通营血，与视、听、言、动各种功能活动有关。因此，肺的呼吸功能和脾胃之运化功能正常与否，直接影响着宗气的盛衰。营气是脾胃水谷精气中的精华部分所化生，运行于脉内，主要功能为化生血液和营养全身。因此，营气与血液的关系十分紧密，不可分离，中医有"营血"一词的并称。卫气由脾胃水谷精微化生，运行于脉外，其性刚悍，气行迅速而滑利。主要功能为护卫肌表、防御外邪，温养脏腑、肌肉、皮毛，以及调节腠理开阖，控制汗液排泄。因此，卫气能够保证机体不受外来威胁的侵袭，并调节我们身体汗液的排泄功能。

二、血的生理功能

血，行于脉中而循脉流注全身，具有营养和滋润作用，主要由脾胃水谷精微的营气和从脾胃食物中化生的津液组成。心主行血，即心能够推动血液的正常运行；肺助心行血，为心行血功能的稳定提供了强有力的支持；肝主疏泄而藏血，即肝能使血液通而不滞，可促进血液的运行，肝还有贮藏血液、调节血量的功能；脾主统血，即脾能够有效地统摄血液在经脉之中流行，防止逸出脉外。以上脏腑对血液的化生和正常运行都至关重要。

血的主要生理功能包括营养滋润全身脏腑组织和神志活动。血的濡养作用减弱时，机体可出现脏腑功能低下、面色不华或者萎黄、肌肤干燥、肢端麻木等；而血虚表现为精神衰退、不耐思考、反应迟钝、健忘或失眠惊悸等症状。

三、津液的生理功能

津与液，均由脾胃从食物中运化而生成。一般质地较清稀、流动性较小，散布皮肤、肌肉、孔窍、渗入血液、充当汗源，以滋润作用为主者为津；质地较稠厚、流动性较小，灌注于骨节、脏腑、诸髓，以濡养作用为主者为液。两者可以互相补充转化。津液入脉，成为血液的重要组成部分。津液在营气的作用下，共同渗注于脉中，化生为血液，以循环全身发挥滋润、濡养作用。津液还有调节血浓度的作用。当血液浓度增高时，津液就渗入脉中稀释血液，并补充了血量。当机体的津液亏少时，血中之津液可以从脉中渗出脉外以补充津液，机体因而可以根据生理病理变化来调节血液的浓度，保持了正常的血量，起到了滑利血脉的作用。津液的代谢能调节机体体温以适应自然环境的气温变化。气候炎热或体内发热时，津液化为汗液向外排泄以散热，而天气寒冷或体温低下时，津液因腠理闭塞而不外泄，如此则可维持人体体温相对恒定。

第十节　什么是气血亏虚

随着老百姓生活质量的提高，越来越多的人开始关注养生。例如"春夏养阳，秋冬养阴""时令进补"等这些中医术语成了许多老百姓耳熟能详的词汇。可是，盲目的进补可能不但没有作用，更有甚者会适得其反。中医学认为人体的"虚"，主要是气、血、阴、阳的亏虚，而我们所最常听的，最关心的就是气血亏虚，接下来我们就带您认识气血亏虚。

气血亏虚的症状

当气血亏虚时我们身体会出现哪些异常呢？

常见的症状：气短声低，少气懒言；精神疲惫，体倦乏力；头晕目眩，心悸易惊；自汗气短，动则加重；面色萎黄，食欲不振，唇爪淡白；心悸多梦，手足发麻；神疲乏力，健忘失眠；发质干枯或脱发，两目干涩；妇女月经量少、色淡、推迟或经闭等。

气血亏虚的病因

❶ 劳心费神伤心血

中医认为心主血脉，现代人工作压力过大，劳心费神，导致心血亏损，血脉不畅，从而表现出心悸多梦、精神疲惫等症状。

❷ 饮食不节损脾胃

中医认为脾胃为气血生化之源，现代人常常饮食不节和不洁，导致脾胃功能受损，气血生化无源，从而导致面色萎黄、食欲不振、少气懒言等症。

❸ 黑白颠倒亏肝血

中医认为肝藏血，主筋，人卧则血归肝，现代人经常黑白颠倒，不分昼夜，又缺乏运动，导致毛发、肌肉、筋骨失去濡养，从而出现两目干涩、头发干枯等症。

灸法补气血

灸法起源于人类知道用火以后，火的使用让人们认识到用火熏灼人体的特定部位可以起到缓解身体不适的作用，于是灸法便应运而生了，人们开始探讨用火去治疗疾病或养生保健，在长期的应用中便形成了完整的体系，一直延续至今。

灸法是将点燃的艾绒熏灼穴位，通过温热刺激作用于穴位，将热能传达给机体，灸法对人体能起到很好的温补和温通效应，具体来讲就是灸法的温热作用既可以达到补虚功效，又可以达到促进气血运行的功效，在临床上既可以改善机体气血亏虚的症状，也可以改善机体因气血亏虚引起的经脉不通的症状。

灸法补气血可采用艾条温和灸以下穴位：足三里、血海、气海、关元。

艾灸常用穴位

操作 可选用艾条灸，灸至皮肤红润为度。

足三里

治虚劳诸证，强壮保健。

每日 1 次　5~10 分钟

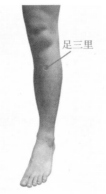

定位 位于小腿外侧，外侧膝眼下 3 寸，距胫骨前缘向外一横指（中指）。

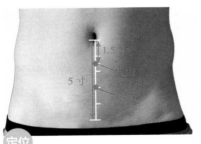

定位 **气海**：在下腹部，前正中线上，当脐下 1.5 寸。
　　　　关元：在下腹部，前正中线上，当脐下 3 寸。

血海

治月经不调、经闭、贫血。

每日 1 次　5~10 分钟

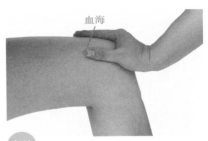

定位 在大腿前区，髌底内侧端上 2 寸，股内侧肌隆起处。

气海

治中风脱证、羸瘦无力、气虚等病症。

每日 1 次　5~10 分钟

关元

治中风脱证、虚劳冷疲、羸瘦无力等元气虚损病症。

每日 1 次　5~10 分钟

第十一节 为什么说"肥人多痰湿"

"肥人多痰湿"，历代医籍多有描述。"肥人"，指体态肥胖之人；"痰湿"，是体内水液代谢紊乱所产生的病理产物。中医认为，导致肥胖的病因有先天禀赋不足、饮食不节、劳逸失当、情志所伤、年老体衰五个方面。

先天禀赋

肾为先天之本，主生长、发育和生殖。若先天禀赋不足，后天失养，肾阳对水液的蒸腾气化不利，脾胃不能将水谷化生精微，反为膏脂，痰湿停聚，泛滥肌肤而为臃肿肥胖。

饮食不节

《素问·痹论》："饮食自倍，肠胃乃伤。"暴饮暴食或过饱、嗜食肥甘厚味，常可损伤脾胃，使水谷运化失司，湿浊停留体内，且肥甘又能生湿，湿浊聚集体内则形成膏脂内蓄，壅滞不化，导致肥胖。

劳逸失当

若长期缺少运动，久卧久坐，气机呆滞，气血津液代谢失常，致使痰浊瘀血内生而出现肥胖病。且"脾主身之肌肉"，久坐伤肉，肉伤则脾气虚弱，运化失司，水湿内停，形成肥胖。脾主四肢，若长期劳力过度则损伤脾气，导致运化水液功能失常，水湿停滞，亦成肥胖。

情志所伤

情志内伤必然影响脏腑功能，如忧思伤脾，脾伤则运化失健，水湿痰浊内生而发肥胖；五志过极则气机郁结，以肝脏最为明显，肝气郁结，木不达土，脾胃运化失常而致肥胖。如长期郁怒，肝气郁结则致气机升降失调，气血功能紊乱，肝胆疏泄不及或太过，中犯脾胃，而致痰浊水湿互聚内停，走于腠理、皮毛、半表半里、筋膜四肢、肠膜而致肥胖发生。

年老体衰

《素问·阴阳应象大论》所言："年四十，而阴气自半也，起居衰矣；年五十，体重，耳目不聪矣。"肥胖与年龄相关，随着年龄增加，脾肾减亏，水湿失运，痰瘀渐生，进而产生肥胖。

由此可以看出，不管是何种原因导致的肥胖，在其过程中均伴随有痰湿水液的停聚。在此过程中，肥胖是对外在形态的描述，多痰多湿则是对内在体质的认识。肥胖与痰湿相伴而生，"肥人多痰湿"一说因此而来。

第十二节　筋骨伤，血脉寒，气不通
——轻轻松松搞懂瘀血的来龙去脉

生活中跌打损伤几乎每个人都有经历过，刚受伤时损伤局部常常表现为红、肿、痛，随后会出现局部青紫、肿胀等情况。这就是最常见的瘀血之为病，医生多会建议用活血化瘀类中药口服或者局部揉抹。那么，究竟什么是瘀血？瘀血的临床表现是什么？包括哪些类型？请看下文。

瘀血的定义

瘀血是指留积于体内，没有及时消散，失去生理作用的血液。包括体内瘀积的不在脉道中循行的血液和停滞在体内运行不畅的血液。瘀血既是血液运行失常形成的病理产物，又成为某些疾病致病因素的"死血"。瘀血与血瘀在概念上不同。血瘀是指血液运行不畅或瘀滞不通的病理状态，而瘀血则是病理性产物，能继发新的病变，是一种致病因素。

瘀血的临床表现

疼痛：大多为刺痛，痛处固定不移，拒按，晚上疼痛加重。

肿块：瘀积于体表皮下，可见局部青紫，肿胀隆起，形成血肿，瘀积于体内则可形成癥积，质硬，位置固定不移。

出血：其血色多呈紫暗色，伴有血块。

脉象：多见涩脉或结代脉。

望诊：久瘀则面色黧黑，肌肤甲错，口唇、爪甲青紫；舌质紫暗，或有瘀点、瘀斑等。

致病特点

1. 易于阻滞气机

气是血液生成和运行的动力，血是气的化生基础和载体，因而有"气为血之帅，血为气之母"的说法。气为血之帅，气机郁滞，又可引起局部或全身的血液运行不畅。而血为气之母，血能载气，因而瘀血一旦形成，必然影响和加重气机郁滞，所谓"血瘀必兼气滞"。因而导致血瘀气滞、气滞血瘀的恶性循环。如外伤局部，破损血脉，血出致瘀，可致受伤部位气机郁滞，进而出现局部青紫、肿胀、疼痛等症，这就是我们一般在跌打损伤后，要活血行气、祛瘀止痛的原因。

2. 影响血脉运行

瘀血为血液运行失常的病理产物，但瘀血形成之后，无论其瘀滞于脉内，还是留积于脉外，均可影响心、肝等脏腑的功能，导致局部或全身的血液运行失常。如瘀血阻滞于心，心脉痹阻，气血运行不畅，可致胸痹心痛；瘀血留滞于肝脏，可致肝脏脉络阻滞，气血运行障碍，故有"恶血归肝"之说；瘀血阻滞经脉，气血运行不利，可见口唇、指甲青紫，皮肤瘀斑，舌有瘀点、瘀斑、脉涩不畅等症。

3. 影响新血生成

瘀血乃病理性产物，已失去对机体的濡养滋润作用。瘀血阻滞体内，尤其是瘀血日久不散，就会严重地影响气血的运行。脏腑失于濡养，功能失常，势必影响新血的生成，因而有"瘀血不去，新血不生"的说法。故久瘀之人，常可表现出皮肤干燥甚至开裂、毛发不荣等机体失濡失养的临床特征。

4. 病位固定，病证繁多

瘀血一旦停滞于某脏腑组织，多难以及时消散，故其致病又具有病位相对固定的特征，如局部刺痛、固定不移，或肿块形成而久不消散等。而且，瘀血阻滞的部位不同，形成原因各异，兼邪不同，其病理表现也就不同。如瘀阻于心，血行不畅则胸闷心痛；瘀阻于肺，则宣降失调，或致脉络破损，可见胸痛、气促、咯血；瘀阻于肝，气机郁滞，血海不畅，经脉瘀滞，可见胁痛、局部肿块；瘀阻胞宫，经行不畅，可见痛经、闭经、经色紫暗有块；瘀阻于肢体肌肤，可见肿痛青紫；瘀阻于脑，脑络不通，可致突然昏倒，不省人事，或留有严重的后遗症，如痴呆、语言謇涩等。此外，瘀血阻滞日久，也可化热。所以说瘀血致病，病证繁多。

瘀血的分类

离经之瘀血

各种外伤，如跌打损伤、金刃所伤、手术创伤等，致使脉管破损出血，经脉损伤，成为离经之血，所出的血液没有及时排出体外，留积于体内形成瘀血。中医认为"瘀血去，新血生"，好比淤泥严重的河道，只有把淤泥挖走，才能让河水流淌得更顺畅。因此，对于此种情况清除损伤部位的瘀血是最主要的方法。

寒凝之瘀血

血得热则行，得寒则凝。寒性凝滞，导致血液凝涩而运行不畅，血液在体内某些部位瘀积不散，形成瘀血。中医认为寒性收引，当血寒时，凝结在脉道，则引起瘀血。好比冬天极寒之时，水结成冰，水流凝滞，只有天气转暖，阳光普照时，水流才会恢复。因此，对于此种情况要用温热之法才能奏效。

气滞之瘀血

气行则血行，气滞则血瘀。肝气郁结，或者一些病理产物如水湿、痰饮等停留在体内，影响脏腑气机，造成血液运行不畅，导致血液在体内某些部位瘀积不行，形成瘀血。中医认为气为血之帅，气行则血行。就好像汽车在路上行驶，一旦发动机出了问题，汽车行驶就出问题了，这时候只有解决汽车原动力的问题，才能保证行驶无畅。因此，对于此种情况促进气的运行是最重要的方法。

03 | 第三章
讲技教法

◄ 第一节 让"灸"行天下 ►

一条关于"里约驱蚊大作战，中国运动员神器羡煞老外"的新闻再次让世界各国称赞中国。"神器"中就有一个是蚊香，而蚊香就是在"艾灸"的基础上发展而来的。

众所周知，在古代，甚至在现代农村和城市郊区的夜晚，焚烧艾叶以驱赶蚊虫是最常见的景色。既然这种艾叶这么神奇，艾灸的作用又如此之大，那么，艾灸到底是什么呢?

艾是什么

中文的"艾"字，"乂"本意为治理恢复如初的意思，加个"艹"，变为一种能治理疾病的植物，即为艾叶。艾叶，别名艾蒿、灸草，为菊科多年生灌木状草本植物家艾的叶，揉之有香气，背面覆盖有白色丝状毛。秋季开花，头状花序小而多，排成狭长的总状花丛。在中国各地普遍野生，以湖北蕲州产者为佳，叶厚而绒多，称为蕲艾。

艾叶微苦、辛、温，入脾、肝、肾经。艾叶气味芳香，干燥者易燃，燃烧时热力温和，用作施灸材料具有温经通络、行气活血、祛寒逐湿、消肿散结、回阳救逆等功效。

灸是什么

灸法是指利用艾叶等易燃材料，点燃后在腧穴上或患处进行烧灼或熏熨，借其温热性刺激及药物的作用，温通气血、扶正祛邪，以达到防病治病目的的一种外治方法。

艾灸的作用

"药之不及，针之不到，必须灸之"，是指很多针药无法治愈的病症，艾灸能够治愈，足见艾灸在治疗疾病上的重要性。

古人强调养生，"春夏养阳，秋冬养阴，以从其根"，在日常习惯上，"宁事温补，勿事寒凉"。而在当今，却往往反其道而为之，从小生活在空调等环境里，加上不恰当地大量使用寒凉药物、激素，经常熬夜，使得我们人体所依赖的阳气，逐渐被耗散。古代常把太阳比作天之阳，艾阳比作地之阳，所以艾灸就成为我们保持健康的重要治疗方法。

既然艾灸这么重要，那么它到底能治疗什么疾病呢？具体如下：

1 呼吸系统

易感冒者、慢性和过敏性鼻炎、慢性支气管炎、支气管哮喘、慢性阻塞性肺气肿等疾病。可选用肺俞、列缺、合谷和外关等穴。

2 消化系统

消化不良、厌食、虚寒性胃痛、慢性胃炎、浅表性胃炎、慢性肠炎、腹泻等疾病。可选用天枢、脾俞、胃俞、四白和足三里等穴。

3 亚健康

阳虚体质、免疫功能低下、气虚体质、血虚体质等。可选用血海、足三里、肾俞等穴。

4 骨关节系统

颈痛和腰痛、颈椎病、腰椎病、肩周炎、风湿和类风湿关节炎、退行性病变、各种肌肉劳损性疼痛等疾病。可选用肾俞、肩髎、风池、丰隆等穴。

5 女性疾病

宫寒和瘀血性痛经、经前期综合征、乳腺增生、盆腔积液、阴道炎、宫寒性不孕等疾病。可选用三阴交、十七椎、血海、肝俞等穴。

6 男性疾病

阳痿、肾阳虚、早泄、遗精、前列腺炎、尿频尿急、男性体寒不育等疾病。可选用腰阳关、关元、肾俞、中极等穴。

7 老年疾病

老年骨关节等退行性病变、女性更年期综合征、机体退化所引起的肌肉等疼痛、老年动脉粥样硬化等血管疾病。可选用内关、三阴交、太冲等穴。

8 小儿疾病

易感冒者、消化不良、厌食、遗尿、生长发育迟缓等疾病。可选用天枢、肾俞、脾俞、足三里等穴。

艾灸的传播

从先秦时代的艾灸疗法已开始在民间广泛使用到现代各类病症超过 200 种，遍布于人体各个系统，无不体现宋代窦材的《扁鹊心书》"保命之法，灼艾第一"的治疗思想。

现在艾灸不仅在中国广泛运用，还迈出国门走入国际，在韩国的《大长今》电视里，女主角艾灸关元穴治疗昏迷的养父；在欧洲，德国人的《海外珍闻录》中还记载了艾绒施灸，且还附了一副艾灸图片，这无不体现艾灸在临床上的广泛传播。

第二节　艾灸，你不可不知的几个秘密

要想了解一件东西，大家心里问得最多的就是：这件东西有什么用以及为什么能有这样作用。同样，艾灸也是一种造福人类健康的东西，为什么我们不能大胆提出问题呢？艾灸有什么作用，擅长治疗哪些疾病，为什么能有这些作用，机制是什么？

艾灸最擅长治疗哪几类疾病？

经过多年研究，艾灸主要擅长治疗四类疾病——寒-虚-瘀-痰。知己知彼，百战不殆，我们只有充分了解了这几个敌人，才能充分利用好艾灸这个武器。

虚

虚，通俗地讲就是不足，而不足又经常表现为阴阳气血的不足。何为阳虚？很多女孩子冬天手脚冰凉，这就是典型的阳虚表现；何为气虚，很多人稍微动下就觉得筋疲力尽，每天都在上演"春眠不觉晓"，这就是典型的气虚表现；何为血虚，经量偏少，这一般是血虚的表现。

寒

说到寒字，很容易想到凝，没错，毛主席的诗里不也是这么写的吗？"千里冰封，万里雪飘"。我们身体也和自然界息息相关，这就是为什么有些老年人的老寒腿比天气预报还灵，天气变冷，血行不畅，不通则痛。

痰　痰即是人体津液的异常潴留，说白了就是身体的废水，很多肥胖的人都是痰湿体质。相信大家都用过电吹风，刚洗完头发是不是湿漉漉的，电吹风一吹，马上又是一头柔顺飘逸的秀发，同理，痰湿同样需要温煦，通过温煦以及推动，痰湿慢慢离开人体，身体也会变得轻盈呢。

瘀　离经之血则为瘀！瘀血不去，新血不生！一旦瘀血生成，很多问题就紧跟着来了，例如女孩子痛经有血块、现代人身上长包块，这很多都是瘀的原因。

了解了艾灸的几个敌人，剩下的疑惑就是，艾灸为何能以一敌众？这得归功于艾灸的两大功效。艾灸主要有两大功效——温通、温补。这也是艾灸治病的机制。

何为温通，乍一看觉得这词很深奥，打个比方就不会这么认为了。还是说老寒腿，天气变冷，血行不畅，不通则痛，不通则生瘀，总之，不通是病理状态。自然界中，当天气回暖的那一刻，冰雪化为流动的水、行走的云，同理寒与瘀也就相当于那低温和冰雪，艾灸则可以通过"温"的特点达到"通"的效果，祛走寒、瘀。

温补，是艾灸另一个神奇的功效，"温补"即是"以温达补"，"补"具有补助、补益、补充等含义。艾灸的温热刺激，作用于人体特定部位，可以产生补益人体气血和提高其功能的效应和作用，即温补。《内经》指出"阴阳皆虚，火自当之""陷下则灸之"，无论阴阳还是气血的亏虚，都可以用艾灸治疗，也意味着艾灸可以通过扶阳补气、阳生阴长的作用，达到温补的效应。艾灸的温热刺激，在鼓舞阳气、滋养阴血等温补作用方面，具有独特的优势。

艾灸就是灸法和艾草神奇功效的完美结合。这个具有几千年历史的中医疗法，简单说来就是以艾草灸相应穴位。这样，既能发挥灸法通经络的作用，又能发挥艾草的纯阳之性。从而实现温阳补气、温经通络、消瘀散结、补中益气等功效。它不但是中国古代治疗疾病的一种主要手段，更是成了现代人不可或缺的一种养生手段。

第三节　关于隔物灸，您知道多少

　　灸法古称"灸焫"，又称艾灸。因其制成的形式及运用方法的不同，又可分为艾条灸、艾炷灸、温针灸和温灸器灸等数种。除了大家熟知的艾条灸，艾炷灸也是一种易学又有效的方法，现在就给大家介绍介绍艾炷灸中的间接灸。

　　间接灸又称隔物灸。是在施灸时，艾炷与皮肤之间衬垫某些药物而施灸的方法。此法具有艾灸与药物的双重作用，火力温和，简直就是艾灸的加强版呀！

　　让我们来看看常用的隔物灸有哪些吧。

隔蒜灸

　　用鲜独头大蒜切成厚 0.2~0.3 厘米的薄片，中间以针刺数孔，置于腧穴或患处，然后将艾炷放在蒜片上，点燃施灸。待艾炷燃尽，易炷再灸，一般灸 3~6 壮（燃烧完一个艾炷称为"一壮"）。因大蒜液对皮肤有刺激性，灸后容易起疱。若不使起疱者，可将蒜片向上提起，或缓慢移动蒜片。

　　此法有清热解毒、杀虫等作用，故多用于治疗瘰疬、肺结核及初起的肿疡等症。

隔姜灸

隔姜灸是用鲜姜切成直径 2~3 厘米、厚 0.2~0.3 厘米的薄片，中间以针刺数孔，然后将姜片置于应灸的部位，再将艾炷放在姜片上点燃施灸。当艾炷燃尽，可易炷再灸。一般灸 3~6 壮，以皮肤红晕而不起疱为度。施灸过程中，若感觉灼热不可忍耐，可将姜片向上提起，或缓慢移动姜片。

此法有温胃止呕、散寒止痛的作用，故多用于因寒而致的呕吐、腹痛、泄泻、风寒痹痛和外感表证等。

隔盐灸

本法只用于脐部，又称神阙灸。用纯净干燥的精制食盐填敷于脐部，使其与脐平，或于盐上再置一薄姜片，上置艾炷施灸，如稍感灼痛，即更换艾炷。一般灸 3~9 壮。

此法有回阳、救逆、固脱之功，多用于治疗急性寒性腹痛、吐泻、痢疾、小便不利、中风脱证（以神志淡漠，甚则昏迷，气息微弱，大汗淋漓，口开手撒，脉微细欲绝为主要表现的疾病）等。

隔药饼灸

最常见的是隔附子饼灸。将附子研成细末，用黄酒调和做成直径约 3 厘米、厚约 0.8 厘米的附子饼，中间以针刺数孔，放在应灸腧穴或患处，上面再放艾炷，点燃施灸，一般灸 3~9 壮。

附子辛温大热，有温肾补阳的作用，故此法多用治疗命门火衰而致的阳痿、早泄、遗精、宫寒不孕和疮疡久溃不敛等症。

艾炷可以直接购买，也可以用艾绒自己手工制作。关于隔物灸艾炷的制作：取纯净的艾绒放在平板上，用拇、食、中三指边捏边旋转，令其紧实，捏成上尖下平的圆锥状，不但放置方便，而且燃烧时火力由弱到强，易于耐受。手工制作艾绒要求搓捻紧实，耐燃而不易爆。

第四节　督灸，还您一身正气

什么是正气不足

中医认为，亚健康人群多以正气不足为主要病理表现。"正气"是西医学所说的机体免疫调节功能，"神经－内分泌－免疫"构成了人体的免疫调节网络。人体正气虚衰，卫外不固，免疫功能低下，抗邪无力，可导致多种疾病的发生。

那么如何判断正气不足？最简单的是看是否有免疫力、抵抗力下降，是否常常怕冷怕风，体质虚弱容易感冒；是否有容易疲劳、精力不充足、容易失眠等这些亚健康的表现。

灸督脉，壮正气

中医认为督脉，是阳脉之海，全身阳气汇聚之所。全身的阴经通过经别的联系合于阳经，因而督脉可以沟通全身经络。同时督脉与任脉、冲脉三者"一源三岐"同起于胞中，督脉行于腰背部，任冲脉行于腹胸部。灸督脉可以壮命门之火，补下元之阳，激发肾间元气，调节脏腑功能，从而起到温肾壮阳、滋补肝肾、温补脾阳、壮骨强脊等作用。

督灸究竟是什么呢？简单来说督灸是在背部行隔物灸，它运用经络、腧穴、药物、艾灸、发疱的综合作用为一体，能够充分发挥温肾壮阳、行气破瘀、拔毒散结、祛寒利湿、通督止痛的功效。

操作步骤

① 让患者裸背俯卧于床上，取督脉大椎至腰俞的脊柱部位，常规消毒后在治疗部位涂抹生姜汁。

② 在治疗部位上撒上督灸粉（通常选用麝香、肉桂、丁香、吴茱萸、川芎、附子等药物），然后在其上覆盖桑皮纸。

③ 在桑皮纸上将生姜泥牢固地铺上，如梯状（要求下宽上窄呈梯形）。

④ 在姜泥上面放置三角锥形艾炷。

⑤ 点燃，连续灸治 3 次后把姜泥和艾灰去除，用湿热毛巾把治疗部位擦干净。

⑥ 灸疗后局部皮肤红润，4~6 小时自然起疱，第二天放疱。放疱时需专业人员，以 75% 酒精棉球自上而下常规消毒 3 遍后，用消毒针头下缘平刺，疱液自然流出，再以消毒干棉球按压干净。

技术特点

　　督灸的技术特点是发疱（需专业人员操作）。疱液的清浊直接反应患者的功能状态，标准的水疱晶莹透明如小珍珠，放液时疱液能顺利流出，放一次疱灸痂就能愈合。最佳的放疱时间是 18~21 小时，如果放疱时间提前，容易引起疼痛，如果放疱时间过晚易增加感染机会。

适应证

1. 亚健康状态：怕冷怕风，体质虚弱容易感冒，常感疲劳，精力不充足，失眠等。

2. 生殖系统疾病如妇科炎症、痛经、宫寒型不孕等。

3. 可作为冬病夏治穴位贴敷疗法的补充和加强。

注意事项

1. 治疗完当天饮食清淡，忌食肥甘厚腻之品，如各种肉类。

2. 忌食各种海鲜、酒水及香菜、辣椒等发物。

3. 注意保暖，忌食冷饮、吹空调、吹风扇等。

4. 禁忌人群：糖尿病患者，高血压患者，心脏病患者，高热患者，出血性疾病患者不宜进行督灸疗法，以往有重大疾病患者也不宜灸治。

5. 督灸疗法一般 20~30 天治疗 1 次，治疗 3 次为 1 个疗程，一般需要连续治疗 1~3 个疗程。应坚持治疗，方能起到治疗疾病、预防保健、延年益寿的最佳治疗效果。

第五节　学拔火罐

有句俗话说"刮痧拔罐，病去一半"，这里提到的拔罐在我国有着非常悠久的历史，是中国老百姓熟知的治疗方法，因为许多外国著名运动员们的推崇而越来越国际化，如游泳健将"飞鱼"菲尔普斯身上的火罐印，让拔罐彻底火了。此法多在经络穴位上施行。

什么是拔罐疗法

拔罐疗法古称"角法"，是一种以罐为工具，利用燃烧、抽吸、蒸汽等方法，造成罐内负压，使罐吸附于腧穴或体表的一定部位，使局部皮肤充血甚至瘀血，以调整机体功能，达到防治疾病目的的方法。罐的种类有很多，如竹罐、金属罐、玻璃罐、抽气罐、多功能罐等。罐的吸附方式也不尽相同，如火罐法、水罐法、抽气罐法等。其中，以玻璃罐为罐具进行的火罐法是目前常用的拔罐方法。

三步学拔罐

❶ 点火，燃烧罐内空气

准备玻璃罐、治疗盘、止血钳、95% 酒精棉球、打火机。一手持止血钳夹住 95% 的酒精棉球，将酒精棉球点燃，另一手握住玻璃罐，将点燃的酒精棉球送入罐底部 2~3 秒。

❷ 吸附，快速扣拔皮肤

快速将燃烧的酒精棉球抽出，并使罐扣拔在皮肤上，从而吸附于身体一定部位或穴位。

❸ 起罐，空气入内罐起

留罐 5~15 分钟后起罐，一手按压皮肤，使空气经缝隙进入罐内，另一手将罐向一面倾斜，不要强行扯罐。

拔罐的作用

拔罐具有散邪解表、通经活络、行气活血、祛瘀生新、消肿止痛等作用，是常见的保健疗法，适用范围非常广，可用于感冒、头痛、面瘫、咳嗽、消化不良、月经不调等病证，也可用于颈肩腰腿痛、关节痛、软组织扭伤等多种痛证，以及丹毒、目赤肿痛等外科病证。

注意事项

1. 拔罐时要选择适当体位和肌肉相对丰满的部位。
2. 拔罐手法要熟练，动作要轻、快、稳、准。
3. 高热惊厥状态、孕妇腹部及腰骶部不适宜拔罐。
4. 拔罐后不宜立即洗澡，不宜游泳，3~4小时后可洗澡。
5. 起罐后，如局部出现小水疱，一般可自行吸收，不必处理，如果出现较大水疱，应及时去医院进行处理。

拔罐后罐印代表什么

1. 紫黑色：表明体内瘀血较重，或体内有气机停滞。
2. 灰白色：表明体内湿气或虚寒较明显。
3. 鲜红色：表明体内阴虚或气阴两虚。

第六节　奏响刮痧入门"三部曲"

什么是刮痧疗法

刮痧疗法是指选择某种刮痧器具，蘸取一定的介质，在体表的经络或穴位上进行反复刮动、摩擦，使皮肤局部出现红色粟粒状，或暗红色出血点等"出痧"变化，从而达到活血透痧的作用，因其简、便、廉、效的特点，非常适合医疗及家庭保健。

三步学刮痧

第一步：准备正确的刮痧器材

1. 水牛角刮痧板：最常用的一种刮痧工具，可以促进血液循环，减轻疼痛，有助出痧和提高效果。

2. 砭石刮痧板：用特殊的砭石加工制成，便于消毒，多在医疗机构中使用。砭石具有镇惊、安神、祛寒的作用。

3. 玉石刮痧板：用玉石材料加工而成，按摩面部皮肤，可以改善血液循环，消除皮肤皱纹，能达到美容的功效。

4. 刮痧油：常用于成人刮痧、大面积刮痧或皮肤干燥者。

5. 刮痧乳：是在保持刮痧油良好作用的基础上，增加一些促进皮肤药物吸收和营养滋润皮肤的成分，适用于成人面部、儿童肌肤的保健刮痧时使用。

第二步：刮痧方法

拿好手中的刮痧器材，单手握板，将板放置掌心，一侧由拇指固定，另一侧由食指和中指固定，也可由拇指以外的其余四指固定，利用腕力进行刮拭，刮痧板移动方向与皮肤之间夹角以 45 度为宜，不可直立推刮或削铲。

第三步：选择适宜的刮痧力度和时间

力度：依据患者的年龄、性别、体质、病情状况以及出痧程度等因素而定，刮痧板接触皮肤，力量适中，以受术者能承受为度，力度均匀。

方向：由上向下，由内向外，单方向地刮拭。

时间：每一方向刮 15~30 次，每个部位刮拭 3~5 分钟。

注意事项

1 在家中为自己或者家人进行刮痧时，最好是用专业的刮痧板，不要用塑料或者金属的刮痧板，这些材质的刮痧板刮拭皮肤往往会起静电，伤害皮肤。

2 使用刮痧介质的过程中，若引起皮肤过敏，应立即停止使用，更换其他合适的介质。此外，如果在没有刮痧介质的情况下，可用植物油等替代，但不能长期使用，以免造成皮肤感染，同时也会影响刮痧效果。

3 个别受术者不易出痧，不可强求出痧。出痧者一般 3~5 天痧退，痧退后方可在原部位进行再次刮拭。

第七节　三九贴小讲堂

什么是三九贴

"三九"即为二十四节气"冬至"后的三个九天，在节令上为"大寒"，是一年中最冷的日子。"三九敷贴"指在每年三九天用中药外敷于特定的穴位，以达到祛除和预防疾病的一种中医传统外治疗法。冬季用药物敷贴穴位不仅能巩固夏日"冬病夏治"敷贴的效果，还能控制疾病的发作，达到冬夏皆治，使患者获得更理想的疗效。

常用药物

1 白芥子：辛能入肺、温能化痰，有利气豁痰、温中开胃、散痛消肿辟恶之功。

② 延胡索：具有镇痛、镇静、催眠作用。

③ 细辛：具有祛风、散寒、行水、开窍的功效。

④ 肉桂：具有补火助阳、引火归原、散寒止痛、活血通经的功效。

制作方法

将白芥子、延胡索、细辛、肉桂等，研细，调成糊状，做成直径约 1 厘米的药饼，用胶布固定在穴位上，穴位可选择天突、膻中、肺俞、膏肓、肾俞等。

适应证

❶ 呼吸系统疾病

慢性支气管炎，慢性咳嗽，喘息性支气管炎，肺气肿，支气管哮喘，过敏性鼻炎，反复发作的呼吸道感染。

❷ 消化系统疾病

中焦虚寒，虚寒性胃病，胃肠功能紊乱，慢性结肠炎，虚寒腹泻。

❸ 妇产科疾病

下焦虚寒、宫寒、痛经、带下量多等。

❹ 风湿骨病

关节痛、骨质增生、关节炎，风湿引起的各种颈、肩、腰、腿痛。

禁忌人群

1　急性呼吸道感染、发烧期间不能贴敷。

2　皮肤对贴敷药物极度敏感者不宜贴敷。

3　特殊体质、接触性皮炎等皮肤病以及贴敷穴位局部皮肤有破损的不适宜贴敷。

4　2 岁以下的孩子、孕妇、对胶布过敏者要慎用。

第八节　冬病夏治三伏贴

什么叫冬病夏治

早在古籍中就有"春夏养阳，秋冬养阴"的记载，"冬病夏治"是指某些好发于冬季或在冬季易加重的虚寒性疾病，由于机体素来阳气不足，又值冬季外界气候阴盛阳衰，以致正气不能祛邪于外，或重感阴寒之邪，造成一些慢性疾病。在夏季三伏时令，自然界和机体阳气最旺之时，通过温补阳气、散寒祛邪、活血通络等治疗措施，达到治疗或预防冬季易发生或加重的疾病的目的。

什么叫三伏贴

三伏贴是根据冬病夏治原理选用的外用贴敷药。其在古典验方的基础上，选用天然中草药，结合现代透皮给药技术，达到内病外治的目的。此法方便、安全、有效，临床上也取得了显著疗效。

三伏贴的时间

每年入伏的时间不固定，中伏的长短也不相同，需要查历书计算，简单地可以用"夏至三庚"这 4 字口诀来表示入伏的日期，即从夏至后第 3 个"庚"日算起，初伏为 10 天，中伏为 10 天或 20 天，末伏为 10 天。从夏至开始，依照干支纪日的排列，第 3 个庚日为初伏，第 4 个庚日为中伏，立秋后第 1 个庚日为末伏。

哪些冬病可以夏治

1. **呼吸系统**：慢性和过敏性鼻炎、慢性支气管炎、支气管哮喘、慢性阻塞性肺气肿等疾病。可选用肺俞、列缺、合谷和外关等穴。

2. **消化系统**：消化不良、厌食、虚寒性胃痛、慢性胃炎、浅表性胃炎、慢性肠炎、腹泻等疾病。可选用天枢、脾俞、胃俞、四白和足三里等穴。

3. **亚健康**：免疫功能低下、阳虚体质、气虚体质、血虚体质等。可选用血海、足三里、肾俞等穴。

4. **骨关节系统**：颈椎病、腰椎病、肩周炎、风湿和类风湿关节炎、退行性病变、各种肌肉劳损性疼痛等。可选用肾俞、肩髎、风池、丰隆等穴。

5. **女性疾病**：宫寒和瘀血性痛经、经前期综合征、女性更年期综合征、乳腺增生、盆腔积液、阴道炎、宫寒性不孕等疾病。可选用三阴交、十七椎、血海、肝俞等穴。

6. **男性疾病**：阳痿、肾阳虚、早泄、遗精、前列腺炎、尿频尿急、男性体寒不育等疾病。可选用腰阳关、关元、肾俞、中极等穴。

7 老年疾病：老年骨关节等退行性病变、机体退化所引起的肌肉疼痛、老年动脉粥样硬化等血管疾病。可选用内关、三阴交、太冲等穴。

8 小儿疾病：易感冒、消化不良、厌食、遗尿、生长发育迟缓等疾病。可选用天枢、肾俞、脾俞、足三里等穴。

三伏贴的制作

第一步：准备，姜汁或醋、药粉、调药粉的器皿、勺子、手套等。

第二步：调药，将药粉和姜汁或醋一起放在调药器皿中搅拌至糊状。

第三步：填贴膜，先将贴膜上的保护纸撕掉，一手固定贴膜边缘，另一手将调好的药糊放入中心白圈中，并将其抹平。

第四步：贴穴位，先将穴位找准标记好，再将贴膜上的另外一层纸撕掉，让药糊对准穴位，平整贴好即可。

哪些人不适宜贴三伏贴

1 感染性疾病急性发热期患者。

3 对贴敷药物极度敏感或患有接触性皮炎的患者。

3 贴敷穴位局部皮肤有破溃者。

4 妊娠期妇女。

5 3 岁以下的幼儿。

注意事项

1 每次贴敷时间一般为小儿 0.5~2 小时，成人 4~6 小时，贴敷后，若局部皮肤微红或有色素沉着、轻度瘙痒均为正常反应，不必紧张。

2 如果敷贴后局部有蚁行感或皮肤出现发红、灼热、疼痛时，可提前取下。反之，如果贴后皮肤微痒舒适者可酌情延长贴药时间。

3 敷贴部位出现水疱属正常现象，若未破溃可自行吸收，不必做特殊处理；若水疱溃破，可用碘酒消毒；症状较重者，应及时到医院处理。

4 贴敷当天最好不要洗冷水澡。

5 忌食海鲜、生冷、辛辣、油腻食品，注意保暖。

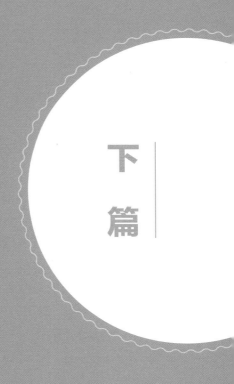

下篇

04 | 第四章
预防保健有奇招

第一节　赶跑"春困"，让您神清气爽

中医认为人与自然界是一个有机的整体，春季春阳升发、万物复苏，人体的清阳之气也顺时升腾，表现为生机勃发之态，若人体清阳之气升发不利，则会导致"春困"的发生，即出现困乏无力、昏沉欲睡、注意力不集中等表现，影响人们的日常工作和生活。

春困是人体随季节气候转变的一种反应，进入春季后，随着气温的升高，人的身体毛孔、汗腺、血管开始舒张，皮肤血液循环也旺盛起来，而大脑的血液供应就会相对减少，导致大脑中枢神经受到抑制，因而出现"春困"。

那如何赶跑"春困"，恢复精气神呢？接下来给您支巧招。

穴位保健 不可少

太阳穴

清肝明目，通络止痛。 3~5 分钟 10~15 分钟

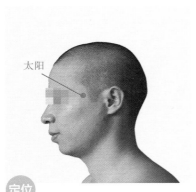

太阳

定位 在前额两侧，眉梢与目外眦之间，向后约一横指的凹陷处就是太阳穴。

操作方法

推拿 双手拇指或食指分别置于两侧太阳穴，轻柔地环形转动，顺时针转揉 10~20 次，逆时针再转相同的次数。还可以将手掌贴在头上，以双手掌根部稍用力按摩。按摩此穴不仅能够提神，还可以缓解头痛。

灸法 温和灸法，点燃艾条，距穴位 2~3 厘米处进行悬灸，使局部感觉温热，每次 10~15 分钟，灸至皮肤红晕为度，每天 1 次，共 7 次。

百会穴

安神定志，醒脑开窍。 3~5 分钟 10~15 分钟

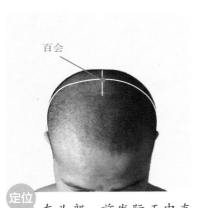

百会

定位 在头部，前发际正中直上 5 寸，两耳尖连线的中点。

操作方法

推拿 身体端正，双手食指叠按于穴位，缓缓用力，有酸胀感为宜，同时可做轻柔的环形按揉。按摩此穴可以提神醒脑，升举阳气。

灸法 温和灸法，点燃艾条，距穴位 2~3 厘米处进行悬灸，使局部感觉温热，每次 10~15 分钟，灸至皮肤红晕为度，每天 1 次，共 7 次。

风池穴

平肝息风，清头利窍，祛风解表。

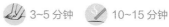 3~5分钟　　 10~15分钟

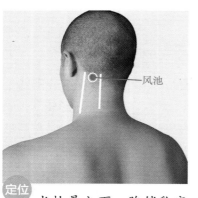

—风池

定位　当枕骨之下，胸锁乳突肌与斜方肌上端之间的凹陷处。沿着耳垂一直向后推，所摸到的一个凹陷地方即为此穴。

🍴 注意饮食 是关键

春季宜注意饮食调摄，多食蔬菜，温食有助于护阳，可适度食用姜、葱、蒜、韭菜。另外可多吃一些富含优质蛋白的食物，以满足春季因人体代谢旺盛引起的蛋白质需求的增加。

民间自古就有"春宜饮花消春乏"之说，闲来泡杯花草茶来喝，可振奋精神，消解春困。在此我们为大家推荐一款花草茶——玫瑰薄荷茶。

操作方法

推拿　保持身体正直，双手拇指分别置于两侧风池穴，头后仰，拇指环形转动，可感到此处有明显的酸胀感。人体头部穴位较多，可以用木梳，或者是手指指腹每天从前发迹向头顶轻轻梳理，这样能同时对头部穴位按摩，有助于全身放松。按摩此穴可提神，同时缓解眼部疲劳。

灸法　温和灸法，点燃艾条，距穴位2~3厘米处进行悬灸，使局部感觉温热，灸至皮肤红晕为度，每天1次，共7次。

选玫瑰花干花蕾4~5枚，薄荷叶5片。共置茶杯中，沏入开水，加盖浸泡10~15分钟即可代茶饮用（待茶凉后饮用口感更佳）。茶中玫瑰花有活血散瘀、疏肝解郁作用，薄荷可清凉除热、醒脑提神，合用可提神散热，使人精神振奋，烦热顿消。

⏰ **合理起居** 很重要

"早卧早起，广步于庭"，春季起居应顺应春天阳气升发、万物萌生的特点，宜早卧早起，保证一定的睡眠时间，还要注意居室空气的新鲜和流通。

同时，坚持体育锻炼，可选择轻柔舒缓的活动项目，如体操、慢跑、太极、八段锦等，舒展肢体，使郁滞宣行、气血舒利、阳气升发，持之以恒可精神饱满、神清气爽。

第二节　乍暖还寒，春捂如何捂

《素问·四气调神大论篇》记载："春三月，此谓发陈，天地俱生，万物以荣。"意思是说春季阳气初生，冰河解冻，万物复苏，初生之阳如刚萌芽之幼苗。然而初阳难以抵御早春的严寒，所以我们就要想办法去寒就温，与此时相对应的养生要求就是要"春捂"。

冬去春来是气温从冷转热的过渡阶段，冬季人们穿了几个月的棉衣，身体产热、散热的水平与冬季的环境温度处于相对平衡状态。天气虽然已经暖起来，但是气候经常变化，因此春天不宜过早脱掉棉衣，只有这样阳气才能不断生发，才能与自然界上升之阳气相合。正如元代著名养生家邱处机《摄生消息论》中记载："春天天气寒暖不一，不可顿去棉衣……时备夹衣，遇暖易之，一重减一重，不可暴去。"

为了避免由于天气变化而出现鼻塞流涕、咳嗽咳痰等相关症状，除了"春捂"外，我们推荐几个非常实用的穴位，按摩或艾灸这些穴位以温煦脏腑阳气来加强春捂的作用，以便安然度过冬春过渡期。

肺俞穴

宣肺理气，滋阴清热，疏经活络，祛风止痒。

 3~5 分钟　　10~15 分钟

风门穴

疏风解表，疏经活络。

3~5 分钟　　10~15 分钟

中脘穴

健脾和胃，宁心安神，疏肝利胆。

3~5 分钟　　10~15 分钟

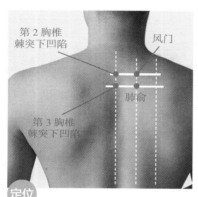

第 2 胸椎棘突下凹陷
风门
肺俞
第 3 胸椎棘突下凹陷

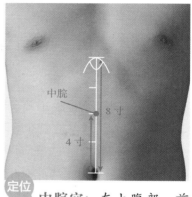

中脘
8 寸
4 寸

定位　**肺俞穴**：第 3 胸椎棘突下，旁开 1.5 寸。

　　　　风门穴：第 2 胸椎棘突下，旁开 1.5 寸。

定位　**中脘穴**：在上腹部，前正中线上，肚脐上 4 寸，即胸骨下端和肚脐连接线的中点。

〔操作方法〕

推拿　用双手中指指腹按揉两侧穴位 3~5 分钟，以有轻微酸胀感为宜。

灸法　将艾条点燃，放入温灸盒内，对准腧穴部位并固定后进行施灸，使局部有温热感而无灼痛为宜。灸至皮肤红晕潮湿为度；每天 1 次，7 天为 1 个疗程。

肾俞穴 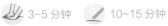 补肾填精。

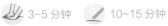 3~5分钟　 10~15分钟

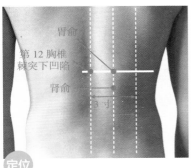

定位

　　肾俞穴： 在脊柱区，第2腰椎棘突下，后正中线旁开1.5寸。

　　胃俞穴： 第12胸椎棘突下，旁开1.5寸。

胃俞穴 健脾和胃。

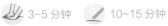 3~5分钟　 10~15分钟

【操作方法】

　　推拿　用双手中指指腹按揉两侧穴位3~5分钟，以有轻微酸胀感为宜。

　　灸法　将艾条点燃，放入温灸盒内，对准腧穴部位并固定后进行施灸，使局部有温热感而无灼痛为宜。灸至皮肤红晕潮湿为度；每天1次，7天为1个疗程。

神阙穴 回阳固脱，健脾利湿。

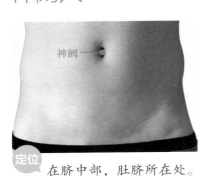

定位

　　在脐中部，肚脐所在处。

 3~5分钟　 10~15分钟

【操作方法】

　　推拿　每晚睡前空腹，将双手搓热，双手左下右上叠放于肚脐，顺时针揉转。

　　灸法　将艾条点燃，放入温灸盒内，对准腧穴部位并固定后进行施灸，使局部有温热感而无灼痛为宜。灸至皮肤红晕潮湿为度；每天1次，7天为1个疗程。

🍴 **注意饮食** 是关键

"春捂"旨在护阳，因此春季除了"捂"，还可以通过饮食调摄而达到护阳目的。古籍中记载"肝应春""春应肝而养生"，因此为防止春季肝脏功能亢进克制脾土，饮食要减少"酸味"食物，避免肝脏功能亢进，用"甘味"食物（如枣、山药、枸杞子、薏米、红薯、黑木耳、香菇、桂圆、核桃肉、栗子等）来增强脾胃功能，即春季饮食要增甘少酸，同时可多食葱、韭菜、蒜苗等稍带辛味的食物，对于升发阳气很有帮助。

⏰ **合理起居** 很重要

春季起居应顺应春天阳气升发、万物萌生的特点，宜早卧早起，保证一定的睡眠时间，与此同时，可以做一些相应的春练，在此给大家推荐一些春练方法。

健走、慢跑类

此类相对安静的运动适合刚刚度过寒冬的人，可以稳定情绪，消除疲劳，亦有改善心肺功能、降低血脂、提高身体代谢能力的保健作用。

养生类

如太极、五禽戏、八段锦等，此类具有保健养生功效，多适用于中老年人。

第三节　脾胃虚弱百病生，健脾养胃趁春季

经常听到有人说自己脾胃不好，然而你真正了解脾胃吗？中医讲的脾胃其实是一个整体的概念，包括整个消化系统，并不只是脾和胃两个器官。打个比方来说，胃像是一个粮仓，脾是运输公司。我们吃下去的食物先由胃初步研磨、消化，再由脾进行再次消化，取精华、去糟粕，把食物中的营养物质转运至全身。

脾与胃在生理上息息相关，在病理上也相互影响。胃功能不好，必然会影响脾的运化。所以临床上患者往往同时出现食欲不振、饭后腹部饱胀、消化不良等症状。脾胃有问题，不但影响食欲、睡眠、情绪，时间长了，还会引起器质性疾病。相反，脾胃健运，能让身体气血充足，保证各个器官有条不紊地工作。

春季万物新发，人的胃到了最活跃时候。但春季也是百病易发的时候，如果平时脾胃不太好，最好此时进行保养。

足三里穴

健脾和胃，疏经活络，祛痰镇静，消痛止痛，强壮保健。

3~5 分钟　　10~15 分钟

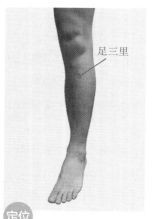

足三里

定位　犊鼻穴下 3 寸，胫骨旁开一横指。

【操作方法】

推拿　手握成拳，以食指第一指节的背面作为着力点，或者手自然展开，以拇指指腹作为着力点，在穴位上绕圈按揉。按摩 3~5 分钟，或先向左画圈 20 回，再向右画圈 20 回，早晚各做一次。持之以恒，还可防病健身，抗衰延年。

灸法　点燃艾条，距穴位 2~3 厘米处进行悬灸，使局部感觉温热，灸至皮肤红晕为度，每天 1 次，共 7 次。

中脘穴

和胃健脾，宁心安神，疏肝利胆。

3~5 分钟　　10~15 分钟

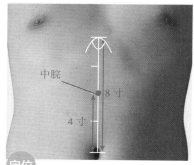

中脘

8 寸

4 寸

定位　在上腹部，脐中上 4 寸，前正中线上。

【操作方法】

推拿　两手相对，然后顺时针按摩中脘穴。需要注意的是，在按摩这个穴位的时候会出现酸痛的情况，甚至还可能伴随有打嗝的症状，这都是正常的。在按摩的时候一定要用力，并且坚持按摩 5 分钟左右，效果更佳。

灸法　悬灸：每日 1 次，连灸 30 次。艾灸盒：每日或隔日 1 次，连灸 30 次。

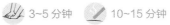

内关穴

宽胸理气，和胃止呕，疏经止痛，宁心安神。

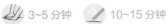 3~5 分钟　　10~15 分钟

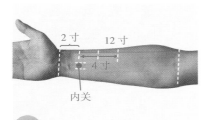

定位　位于前臂掌侧，腕横纹上 2 寸，掌长肌腱与桡侧腕屈肌腱之间。

〈操作方法〉

推拿　用另一只手的拇指按揉内关穴，以感觉酸胀为度，常常按揉时会感到一种莫名的刺激感沿着前臂内侧传至心脏，此为较好的刺激效果，但注意适可而止不要用力过度。除此之外，还可以用三指拿捏法拿捏内关穴处的表皮。

灸法　用艾条温和灸每日 1 次，本穴还可以治疗痛经等。

公孙穴

健脾和胃，镇静安神，调理冲脉。

 3~5 分钟　　10~15 分钟

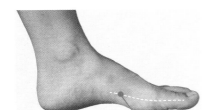

定位　在足内侧缘，当第一跖骨基底部的前下方，赤白肉际处。

〈操作方法〉

推拿　用大拇指指尖用力掐揉公孙穴 100~200 次，每天坚持，还可改善腹痛。

灸法　用艾条温和灸每日 1 次，还可治疗呕吐、水肿、胃痛等。

注意饮食 是关键

春季胃口大开之时，如果进食黏腻、生冷、肥甘厚味的食物，或吃得过饱，使胃难以负重，就可能诱发胃溃疡，使人在春季落下胃病。到了春天，宜多吃百合、莲子、山药、大枣等健脾养胃的食物，这些平甘温补的东西，让脾胃更活跃，缩短食物在肠胃堆积的时间，可以预防高血脂、高血压。平时喜欢吃酸性食物的人，这时要少吃，因为，春季是发散的季节，而酸性食物有收敛的功能，如果继续多食酸，则不利于身体的吐故纳新，会有损脾胃。喜食酸的人，多吃甜味食品可以补益脾胃。

另外，春季健脾养胃，食疗很重要，比如萝卜鲫鱼汤有健脾益胃的功效；百合糯米粥可改善胃痛心烦，还可以助睡眠，最适合忙碌的上班族。免疫力比较低下的人吃一些有温补作用的葱、蒜和韭菜等，可以增强身体的抵抗力，抵御风寒为主的疾病。偏于体弱气虚的人，可以多吃一些健脾益气的食物，如米粥、红薯、鸡蛋。

合理起居 很重要

根据天人相应的原则，生活在自然界中的人应顺应季节变化，及时调整饮食起居，使机体与外界和谐共处，以保证阴阳平衡，稳固身体健康内核。

春季万物复苏，昼长夜短，太阳升起时间比冬日早。晚睡早起，可以顺应日出节奏，与大自然一起迎接阳光普照，吸收阳气，以助体内阳气升发。阳气是生命之本，是人体物质代谢和生理功能的原动力，决定着生长、发育、衰老、死亡。阳气旺则身体健。阳气虚会导致人体生理活动减弱和衰退，身体御寒能力下降。

第四节　脾胃虚寒，三伏来治

在生活中我们常常会遭遇脾胃相关疾病，如消化不良、厌食、慢性胃炎、慢性肠炎、腹泻等，多因脾胃功能失调而致，病程长，缠绵难愈。中医认为久病必虚，脾胃虚弱，运化无力，寒湿内生，阳气耗损，中焦失其温煦，导致脾胃虚寒病症反复发作。

对于防治类型的疾病，我们可以选择"冬病夏治"的疗法，何谓"冬病夏治"呢？"四时之病，以其胜治之愈也"，根据五行相克关系"长夏胜冬"，胜就是克的意思，冬病夏治就是长夏胜冬的克制关系。意指冬天遇寒易发或加重的疾病，在夏天阳气旺盛之时治疗可以得到更好的疗效。

古人曰："春夏养阳，秋冬养阴。"春夏阳盛于外而虚于内，宜养其内虚之阳；秋冬阴气盛于外而虚于内，宜养其内虚之阴；培养阴阳，需从内在根基做起。在夏天阳气旺盛的时候，以助阳之法，养内虚之阳，温中散寒，扶正祛邪，从根本上调节慢性脾胃病。

神阙穴 回阳固脱，健脾利湿。

🕐 10~15 分钟

关元穴 升阳举陷，益肾调经，通利小便，健脾止泻。

🕐 10~15 分钟

脾俞穴 健脾利湿，疏经活络。

🕐 10~15 分钟

胃俞穴 健脾和胃。

🕐 10~15 分钟

肾俞穴 补肾填精。

🕐 10~15 分钟

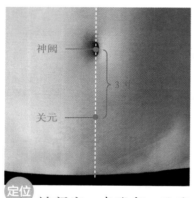

定位 **神阙穴**：在腹部，肚脐中央。

关元穴：在下腹部，前正中线上，肚脐下 3 寸。

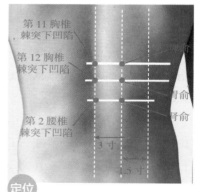

定位 **脾俞穴**：在背部，当第 11 胸椎棘突下，旁开 1.5 寸。

胃俞穴：在背部，当第 12 胸椎棘突下，旁开 1.5 寸。

肾俞穴：在腰部，当第 2 腰椎棘突下，旁开 1.5 寸。

◀操作方法▶

❶ 隔姜灸：将生姜切成厚 2~3 毫米的姜片，中间用三棱针穿刺数孔，置于穴位上，将艾炷放于姜片上施灸，每穴 5~7 壮。❷ 传统敷贴：将中药打成粉状，然后用姜汁调和，掌握好干湿度，以能够捏成圆饼状为宜，将其置于穴位上，用胶带固定即可。❸ 新型敷贴：取出蕲艾理疗液，均匀滴在艾贴上，直接敷贴于穴位上即可。

足三里穴

健脾和胃，疏经活络，祛痰镇静，消痛止痛，强壮保健。

 10~15 分钟

【操作方法】

❶ 隔姜灸：将生姜切成厚 2~3 毫米厚的姜片，中间用三棱针穿刺数孔，置于穴位上，将艾炷放于姜片上施灸，每穴 5~7 壮。❷ 传统敷贴：将中药打成粉状，然后用姜汁调和，掌握好干湿度，以能够捏成圆饼状为宜，将其置于穴位上，用胶带固定即可。❸ 新型敷贴：取出蕲艾理疗液，均匀滴在艾贴上，直接敷贴于穴位上即可。

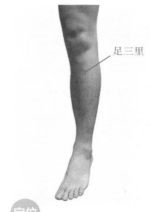

足三里

定位 在小腿外侧，犊鼻穴下 3 寸，胫骨前缘旁开一横指。

🍴 **注意饮食** 是关键

在饮食上应注意吃易消化、较细较软的食物，少食用硬质、难以消化、油腻、辛辣刺激的食物，萎缩性胃炎的患者可以多食用酸奶及酸味果汁，亦可少食多餐，减轻脾胃负担。下面为大家推荐几种针对脾胃虚寒证的膳食。

黄芪粥

组成：黄芪 30 克，粳米 100 克。

功用：补益元气，健脾养胃。

做法：取约 30 克黄芪，用清水浸泡大约半小时，浸泡后不换水，直接加热，烧开后中火熬煮 30 分钟左右，将药渣沥出，药汤备用。再向药渣中加等量的清水，烧开后煮 15 分钟，再次沥出药渣，重复以上步骤 3 次，将 3 次得到的药汤混合在一起，放入约 100 克粳米，熬成稀粥即可。

组成：鲜山药 150 克，粳米 100 克。

功用：补脾益胃，滋养肝肾。

做法：将鲜山药洗净切片，与粳米 100 克同煮粥，可当早、晚餐食用。

合理起居 很重要

导致胃脘痛很重要的一个原因是细菌感染，因此，要特别注意个人卫生，这对预防胃脘痛的发生相当重要。要勤洗手，房间多通风，保持温度适宜，环境安静，空气清新，光线充足。个人用品经常消毒，避免交叉感染。还应时刻关注天气变化，及时增添衣物，避免受凉。此外，还应适当运动，以增强身体正气，达到"正气存内，邪不可干的效果"，如散步、太极拳的都是较好的选择。

第五节　春夏必养阳，冬病需夏治

阴阳的概念属于古代哲学的范畴，《易经》有云"一阴一阳谓之道"，即认为阴阳统属了自然界中事物相对立的两方面。因此，中医学也将阴阳引入对人体生理功能的认识上，即阴与阳相互之间的关系影响着人体的生理功能。那么当人体阳气不足时有什么表现？又该如何应对？

中医把人与自然界看成一个有机的整体，遵循着四季的阴阳变化规律，当人体阴阳不平衡时也可借助自然界来调理机体阴阳从而保持平和状态。《黄帝内经》依据自然界阴阳变化，针对不同的体质的人群提出"春夏养阳"的养生防病原则。即对于特别怕冷，"能夏不能冬"的阳虚体质人群，应在夏天用温热的方法补助阳气，则冬天不易发病，即"春夏养阳"。也就是上一节所提到的"冬病夏治"方法的指导基础。

　　什么是阳虚呢？阳虚是指人体内阳气虚衰，不能制约阴气，则阴气相对偏盛的病理状态。由于阳气少，处于正常水平的阴气就显得多，阴气的寒性失去阳气的热性制约，表现为寒，故说"阳虚则寒"。

　　阳虚有哪些症状？一般来说，当身体出现阳虚时，会出现面色㿠白、精神不振、手足冰冷、畏寒怕风、腹泻、小便清长、腰膝冷痛、身体浮肿等等一系列的症状。

 穴位保健 不可少

大椎

解表退热，止咳平喘，
宁心安神，清热凉血，
强壮腰脊。

 3~5 分钟　　 10~15 分钟

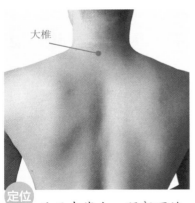

大椎

定位　后正中线上，颈部下端，第 7 颈椎棘突下凹陷处。即患者正坐低头，手按颈项部骨突最高点处下缘即是。

◀ 操作方法 ▶

　　灸法　每日每穴 1 次，将艾条一端点燃，对准施灸部位，距离 1~2 厘米，以皮肤微微发红，自觉热度适宜为度。

　　推拿　可辅以掌根揉法，每天 1~2 次。

　　也可配合擦法温肾助阳，摩擦腰部每天 1 次，每次约 10 分钟，以摩至皮肤温热为度。

神阙

回阳救脱，健脾利湿。

 3~5 分钟　　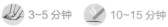 10~15 分钟

关元

升阳举陷，益肾调经，通利小便，健脾止泻。

 3~5 分钟　　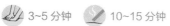 10~15 分钟

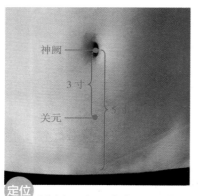

定位

神阙： 在腹中部，脐中央。

关元： 在下腹部，前正中线上，当脐中下 3 寸。

操作方法

灸法 ❶ 每日每穴 1 次，将艾条一端点燃，对准施灸部位，距离 1~2 厘米，每个穴位施灸 10 分钟左右，以皮肤微微发红，自觉热度适宜为度。❷ 亦可用隔姜灸的方法，将备制的新鲜姜片（直径约 3 厘米，厚约 0.3 厘米，中间刺数孔），置于神阙穴及关元穴，姜片上放置大小适宜的艾炷，点燃施灸，待燃尽后，易炷再燃。若在施灸过程中，感觉到灼热疼痛时，应用镊子上下移动姜片，防止烫伤。根据阳虚的轻重程度，3~7 壮之间灵活选取。

推拿 可辅以掌根揉法，每天 1~2 次。

注意饮食 是关键

药膳食疗也是一种很不错的补阳方法，既达到了补阳的目的，又享受到了美味。下面为您推荐一款美味药膳——人参当归黄芪炖老母鸡。

做法很简单，将老母鸡都放在炖锅里，加水烧开后，放入人参 10 克、当归 10 克、黄芪 20 克，文火炖 1 小时左右，待到鸡肉松软多汁，用筷子能轻易插入，说明火候已到，捞出药材，放入盐、胡椒粉调味即可出锅。同时也要注意不宜与茶同服。

⏰ **合理起居** 很重要

阳虚体质的人群在生活中要时时刻刻注意保护阳气，平时可以通过适当参加体育运动来增强体质。切不可在室外露宿，睡眠时不要让电扇、空调直吹，开空调时温度不宜过低，室内外的温差不宜过大。冬天天气寒冷时要做好保暖工作，防止受寒。在饮食上勿食用生冷寒凉的食物如冰淇淋、冷饮等，应以熟食和热食为主。

第六节　秋燥易咳嗽，如何养肺

秋季来临，很多人都会出现干咳少痰、咽喉痒痛、口鼻唇干燥等症状，中医称为"秋燥咳嗽"，这是为什么呢？

中医理论认为，肺位于胸中，上连气道，开窍于鼻，为气体出入的器官，在人体脏腑之中位置最高，故称为"华盖"。肺主宣发和肃降：一方面，由于肺气的推动，使气血津液得以散布全身，内至脏腑经络，外达肌肉皮毛；另一方面，肺气以清肃下降为顺，通过肺气的肃降作用，才能保证气和津液向下的输布。肺的宣发和肃降功能是相辅相成的，如果遭到破坏，就会引起"肺气不宣""肺失宣降"等病理变化，出现咳嗽、喘促、胸闷、水肿等证。

另外，中医认为"肺为娇脏，喜润而恶燥，最易受燥邪伤害"。五行之中，肺脏属金，秋季与肺脏相应，而秋季天气干燥，寒热变化明显，最易伤害肺脏。当人体感受燥邪，燥邪伤阴，肺津被灼，肺气失宣、肃降无权，就会出现干咳无痰或痰稠不易咯出、口鼻干燥等秋燥咳嗽的表现。

防治秋燥咳嗽，应遵循中医养生中提出的"秋冬养阴"的原则，注意护阴润燥，以养肺为先。下面就为大家介绍几种防治秋燥咳嗽的养肺方法。

防治秋燥咳嗽，这里重点介绍少商穴，少商穴是手太阴肺经上最后一个穴，作为肺经的井穴，少商是秋燥咳嗽的特效穴。

少商穴 宣肺利咽，清热解暑，醒脑开窍，通络止痛。 2分钟

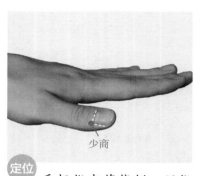

少商

定位 手拇指末节桡侧，距指甲角0.1寸。

◀操作方法▶

推拿 少商穴部位面积小，我们可以用另外一只手的拇指指端甲缘对少商穴进行指掐，或者可用小而圆钝的物体对其进行按摩。

点刺放血 刺血时，先用酒精将三棱针和皮肤消毒，捏住指尖，快速点刺，挤出3~5滴血，迅速用棉棒按住止血。

注意饮食 是关键

对于秋燥咳嗽，我们可以首选秋季的许多新鲜水果，它们可都是养肺之佳品，下面推荐几种供大家选择：

❶ **梨**：梨肉香甜可口多汁，其性凉味甘，有滋阴润燥、止咳化痰等功效，生食、榨汁、炖煮都有较好的滋阴润肺的效果。

❷ **甘蔗**：蔗汁性平味甘，为解热、生津、润燥、滋养之佳品，可用于肺燥虚热、干咳少痰、肺热咽喉肿痛，有"天生复脉汤"之美称。

❸ **柿子**：鲜柿性凉味甘，可清热润肺、生津止渴，缓解肺热咳嗽、热病口渴。

另外，药膳防治秋燥咳嗽，能够取得不错的效果。药膳是我国传统饮食和中医相结合的产物，是在中医学、营养学、烹饪学的理论指导下所制成的美味食物，具有一定的药用价值和营养价值。下面为大家推荐两种药膳：

 1. 川贝秋梨膏——《中华临床药膳食疗学》

组成：款冬花、百合、麦冬、川贝各 30 克，秋梨 100 克，冰糖 50 克，蜂蜜 100 克。

制法与用法：将款冬花、百合、麦冬、川贝入煲加水煎成浓汁，去渣留汁，再将去皮去核切成块状的秋梨及冰糖、蜂蜜一同放入药汁内，文火慢煎成膏。冷却取出装瓶备用。每次食用 15 克，日服 2 次，温开水冲服。

功效与应用：润肺养阴，止咳化痰。适用于秋燥咳嗽、肺虚久咳。

使用注意：脾胃虚寒、咳嗽清稀者不宜。

2. 真君粥——《山家清供》

组成：成熟的杏子 5~10 枚，粳米 50~100 克，冰糖适量。

制法与用法：洗净杏子，用水煮烂去核，加入洗净之粳米，再加冰糖共煮，粥熟后温服。每日一食，共 5 天。

功效与应用：清润肺胃，止咳平喘。适于干咳无痰、咽干口渴致肺胃阴伤之咳嗽证。

使用注意：有黄稠痰、尿黄尿涩者不可食用。

🕐 合理起居 很重要

秋天气候干燥，空气湿度低，容易皮肤皲裂，口干舌燥，要时常保持室内空气湿润，多多补充水分。《素问·四气调神大论》说：

"早卧早起，与鸡俱兴，使志安宁，以缓秋刑，收敛神气，使秋气平，无外其志，使肺气清，此秋气之应，养收之道也。"所以，秋季应早睡早起，情志要安定平静，要顺应秋天收敛的特性，保持肺气清肃。

所谓"春捂秋冻"，秋天虽然气温下降，但是不及冬天寒冷，此时可以不急着增添衣物，让身体适当接受寒冷刺激，可有效提高身体的免疫力，防止各种疾病的发生。

第七节　扶阳远比秋裤强，寒邪冬来无处藏

> 寒风凛冽冬天到，瑟瑟发抖被窝钻。
> 秋衣棉裤窗外晾，再冷一度齐上身。
> 臃肿棉衣身上穿，窈窕身材瞬间变。
> 要想美丽兼保暖，且听我们来支招。

中医认为冬天寒邪当令，易侵袭人体，多发生寒病。寒邪致病多有以下特点。

寒易伤阳
阳气受损，失于温煦之功，全身或局部可出现明显的寒象。

寒性凝滞
人身气血津液的运行，赖阳气的温煦推动，才能畅通无阻。气血凝结阻滞，不通则痛，故疼痛是寒邪致病的重要特征。

寒性收引

拘急 　寒邪侵袭人体，可使气机收敛，皮肤腠理闭塞而怕冷，经络筋脉挛急，关节屈伸不利。

怎么办？且听我们讲解防寒的好方法。

穴位保健 不可少

肾俞穴 补肾填精。

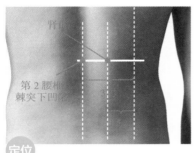

3~5 分钟 　　10~15 分钟

关元穴 升阳举陷，益肾调精，通利小便，健脾止泻。

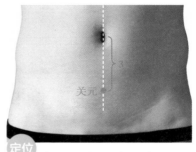

3~5 分钟 　　10~15 分钟

定位 　第 2 腰椎棘突下，旁开1.5 寸。

定位 　在下腹部，前正中线上，当脐下 3 寸。

操作方法

推拿 　用双手中指指腹按揉穴位，以有轻微酸胀感为宜。

灸法 　将艾条点燃，直接灸或放入温灸盒内对准腧穴部位并固定后进行施灸，使局部有温热感而无灼痛为宜。灸至皮肤红晕潮湿为度；每天 1 次，7 天为 1 个疗程。

申脉穴

通络清脑，安神定志，强腰健膝。

 3~5分钟　　10~15分钟

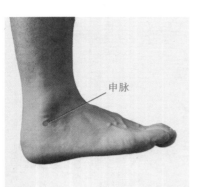

申脉

定位 在足外侧部，外踝直下方凹陷中。

【操作方法】

推拿 用双手中指指腹按揉穴位，以有轻微酸胀感为宜。

灸法 将艾条点燃，直接灸或放入温灸盒内对准腧穴部位并固定后进行施灸，使局部有温热感而无灼痛为宜。灸至皮肤红晕潮湿为度；每天1次，7天为1个疗程。

注意饮食 是关键

俗话说"冬令进补，来年打虎"，意思是说冬天宜进食温补之品，在这里为大家提供几个冬令宜食之品。

羊肉　　羊肉具有补肾壮阳、补血等功效，冬季进补当然首选羊肉。冬天进食羊肉可有效改善中老年人身体虚弱、阳气不足、畏寒无力的症状；同时羊肉有补血之功，可改善女性气血两亏、形体消瘦及体寒怕冷。

但需要注意的是羊肉是大热之品，辨证属阴虚体质及有上火症状的人不宜食用，流感、急性肠炎病人、高血压病人忌食。

板栗　　板栗有健胃养脾、补肾强骨的作用，板栗还有"补胃之王"的美誉，冬天食板栗，补养脾胃，脾胃健则饮食好，自然身体强壮，冬天就不容易怕冷啦！

红薯	红薯虽然是粗粮，但红薯具有补虚乏、益气力之功效，因其含有丰富的糖类、蛋白质、纤维素，还含有多种维生素和微量元素，属于营养价值很高的食物，冬天吃红薯不但可以保持血管弹性，还能帮助冬季御寒保暖。

🕐 **合理起居** 很重要

冬季气温较低就要注意防寒保暖，为防止"寒从足下生，病从寒中来"，推荐大家可以用艾叶水泡脚，驱寒除湿通经络。

当然，也可以通过冬天锻炼，调理身体、增强体质、预防疾病，一般说来冬季锻炼应注意都要做好充分的准备活动，应掌握循序渐进，当感到身上开始出汗时，就表明你的准备活动已做充分，可以做点诸如慢跑、快步走、太极拳、健身操、瑜伽等改善心肺功能的运动。

第八节 寒冬来临防面瘫，顾护正气喜开颜

随着寒冬的来临，"面瘫"悄悄地"青睐"一部分人，面瘫学名叫作面神经麻痹，俗称"歪嘴巴""吊线风""吊斜风""歪嘴风"等。中医认为本病多由感受风寒刺激，加上劳作过度，机体正气不足、卫外不固，引起面神经管及其周围组织的炎症、缺血、水肿。本病是以面部表情肌群运动功能障碍为主要特征的一种常见病，多表现为口眼歪斜，得本病的人多无法完成面部基本的抬眉、闭眼、鼓腮等动作，严重影响美观，给患者带来较大的心理压力。

其实，面瘫并没有那么可怕，《黄帝内经》云："正气存内，邪不可干。"即顾护正气，未雨绸缪，才是防治本病的关键！

 穴位保健 不可少

合谷穴
镇痛利窍，清热解表，调经利产，疏经活络。

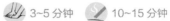 3~5分钟   10~15分钟

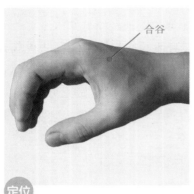

合谷

定位 在手背，第1、2掌骨间，当第2掌骨桡侧的中点处。

足三里
健脾和胃，疏经活络，祛痰镇惊，消痛止痛，强壮保健。

3~5分钟   10~15分钟

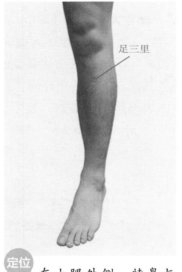

足三里

定位 在小腿外侧，犊鼻与解溪连线上，犊鼻穴下3寸，胫骨前缘旁开一横指。

【操作方法】

推拿 用双手指腹按揉两侧穴位，以有轻微酸胀感为宜。

灸法 将艾条点燃，对准腧穴部位距离1~2厘米，使局部有温热感而无灼痛为宜。灸至皮肤红晕潮湿为度；每天1次，7天为1个疗程。

气海穴

升阳补气，益肾调经，通调二便。

 3~5 分钟　 10~15 分钟

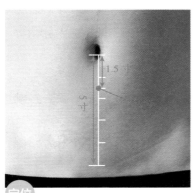

1.5 寸

5 寸

定位　在下腹部，前正中线上，当脐下 1.5 寸。

肺俞穴

宣肺理气，滋阴清热，疏经活络，祛风止痒。

 3~5 分钟　 10~15 分钟

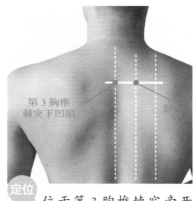

第 3 胸椎棘突下凹陷

肺俞

定位　位于第 3 胸椎棘突旁开 1.5 寸。

操作方法

推拿　用指腹按揉穴位，以有轻微酸胀感为宜。

灸法　将艾条点燃，放入温灸盒内，对准腧穴部位并固定后进行施灸，使局部有温热感而无灼痛为宜。灸至皮肤红晕潮湿为度；每天 1 次，7 天为 1 个疗程。

注意饮食 是关键

　　在日常生活中防治面瘫的饮食中应注意补充钙及 B 族维生素，由于面瘫患者主要是面神经传导障碍而导致肌肉萎缩，钙不仅能对骨骼和智力有益，还能促进肌肉及神经功能正常，而 B 族维生素能够帮助面瘫患者的神经传导物质的合成，所以面瘫患者应补充排骨、奶制品、海带、芝麻、水果、胡萝卜等物质。

　　当然，面瘫患者应忌食生冷油腻刺激性食物。

对于面瘫患者，避风寒是最主要的避免病情加重的方式，出门建议系围巾、戴口罩，避免熬夜。针对面瘫的康复运动训练，在此建议大家做以下面部肌肉运动，每个动作训练 10~20 次，每日训练 2~3 组。

❶ 抬眉闭眼训练

练习使额头产生抬头纹，注意不要出现嘴角及脸颊的联合运动。再训练闭眼，开始时轻轻地闭合双眼，如不能完全闭合眼睑，露白时可用食指的指腹沿着眶下缘轻轻地按摩一下，然后再用力闭眼，有助于眼睑闭合功能的恢复。

❷ 示齿训练

口角向两侧同时运动，避免只向一侧用力。

❸ 努嘴训练

用力收缩口唇并向前努嘴，努嘴时要用力。

❹ 鼓腮训练

鼓腮训练有助于口轮匝肌及颊肌运动功能的恢复，若鼓腮漏气，则可用手上下捏住患侧口轮匝肌进行鼓腮训练。

第九节　雾霾天，撸起袖子防治雾霾咳

如今，越来越多的人关注"雾霾"这个危害人们健康的隐形杀手，尤其是在冬春季节，雾霾天气笼罩我国中东部大部份地区，雾霾中

已知的有害细颗粒、有毒物质 20 余种，易导致呼吸道疾病。

雾霾最容易导致雾霾咳，雾霾咳发病季节多在冬春季大雾天气，中医认为本病病性为寒邪以及湿浊或者雾浊，其病位在肺，主要是由于寒湿雾露秽浊上犯清窍，逐渐犯肺，肺气郁闭、肺气不宣，最终导致雾霾咳。那雾霾天怎么防治雾霾咳？

穴位保健 不可少

考虑到雾霾咳的人群对烟雾十分敏感，因此，发作期不宜使用艾灸，建议使用推拿手法。

肺俞穴

宣肺理气，滋阴清热，
疏经活络，祛风止痒。

3~5 分钟

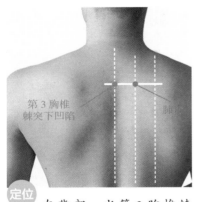

第 3 胸椎
棘突下凹陷

肺俞

定位 在背部，当第 3 胸椎棘突下，旁开 1.5 寸。

【操作方法】

推拿　叩击法，握空拳，用拳底部击打局部，要求腕部放松，有一定的节律感和弹跳感，力度以感觉酸胀为度，每天 1 次，叩灸至皮肤红晕潮湿为度；7 天为 1 个疗程。

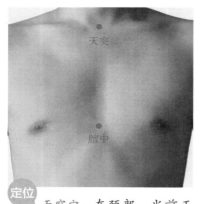

天突穴 ✋ 3~5 分钟

宣肺理气，开音利喉，行气散结。

膻中穴 ✋ 3~5 分钟

止咳平喘，宽胸通乳，和胃降逆。

定位　天突穴：在颈部，当前正中线上胸骨上窝中央。

膻中穴：在胸部，前正中线上，平第 4 肋间，两乳头连线中点取穴。

◀操作方法▶

推拿　以中指指端按揉，力度以感觉酸胀为度，每天 1 次。

注意饮食 是关键

雾霾主要是空气中悬浮的大量微粒和气象条件共同作用的结果，这类污染会诱发肺部疾患，而肺为娇脏，在雾霾天多吃一些百合、梨、山药、白萝卜、荸荠等润肺的食物，对身体健康很有帮助。同时多喝白开水可以保持呼吸道湿润，加速机体的新陈代谢。

从保健的角度来说，食疗或茶饮是值得提倡的辅助预防措施，在此我们为大家推荐一道雾霾清肺茶。

配方　罗汉果 16 克，乌梅 12 克，百合 10 克，广金钱草 6 克，罗布麻 8 克，煎水代茶饮，每天数次。

功效　温中行气，清肺化痰。

　　雾霾天气极易导致呼吸系统的防御功能下降，且剧烈运动时呼吸节奏加快、加深，身体内吸进的有害气体会比平常多好几倍，因此雾霾天不建议室外锻炼，平时有锻炼习惯的应停止户外慢跑和散步，最好不要进行心肺功能锻炼，如高强度的跑步等。

　　对于有"运动强迫症"的运动达人，可以选择在空气较好的室内进行适量运动：如借助哑铃、瑜伽垫等可以进行力量锻炼和有氧锻炼，当然室内俯卧撑、仰卧起坐、健身球、健美操都是适合雾霾天健身的项目，对老年人来说原地抬腿是很好的选择。

第十节　刮刮腰背，远离疲劳

　　工作、生活、学习，高速运转的社会催促着人们在前进的道路上"拼命"奔跑，不敢停歇，加班、熬夜，拼搏中的人们殊不知，在赚取富足生活的背后却是健康的慢慢透支。而慢性疲劳综合征正是透支健康后的结果，它是现代快节奏生活方式下出现的一组以长期疲劳为主要表现的全身性症候群，常伴有咽痛、全身肌肉软弱无力、肌痛、游走性关节痛、失眠、头痛、头晕、心悸等症状以及神经精神改变如抑郁。不知，拼搏中的你，是否也遇到了这种情况呢？

　　今天就教大家一招——刮痧，为拼搏中的你添一份健康保障。

　　刮痧是在中医经络腧穴理论指导下，用特制的器具，在体表进行相应的手法刮拭，出现皮肤潮红，或红色粟粒状，或紫红色，或暗红色的血斑、血疱等出痧变化，达到活血透痧、防治疾病等的一种外治法。

　　在背俞功能带进行刮痧，可以有效缓解疲劳。背俞功能带是什么？又该怎么进行刮痧？有没有什么注意事项呢？

一、背俞功能带

背俞功能带是由背部的督脉，膀胱经第一、二侧线以及夹脊穴三部分组成，在调节人体生理功能中有重要作用。中医学将人体一切功能活动均看作阳气的表现，其中督脉为诸阳之会，其在机体功能活动恢复中"动、阳"方面具有重要的作用。足太阳膀胱经与心脑等脏腑直接发生联系，为一身之巨阳。足太阳膀胱经通过经别的离入出合，接纳转输各经经气，所以膀胱经被称为十二经脉的核心。膀胱经的第一侧线上分布有五脏六腑的背俞穴，刺激这些背俞穴能调节脏腑功能，第二侧线上分布有五脏六腑神气所注的穴位，如魄户、神堂、志室等。刺激这些穴位能调节五脏六腑的神气，调理气机。夹脊穴所在之处是各条经脉、经筋所过之处，也是脏腑之气输注、汇聚于体表之处，其具有广泛的治疗作用，在调节脏腑功能方面有独到之处。刺激它以鼓舞振奋阳气。而慢性疲劳综合征涉及多个脏腑及气血阴阳失调，背俞功能带可以有效调节五脏六腑功能，振奋人体的阳气，恢复机体功能活动，从而达到治疗慢性疲劳综合征的效果。

二、刮背俞功能带

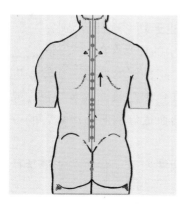

督脉 疏通经脉气血，驱除寒湿邪气。 ⏱ 5~10 分钟

夹脊穴 调节脏腑、舒经活络。 ⏱ 5~10 分钟

定位 督脉：脊柱正中即是督脉走行路线。

夹脊穴：在背腰部，当第 1 胸椎至第 5 腰椎棘突下两侧，后正中线旁开 0.5 寸，一侧 17 个穴，左右共 34 穴。

【操作方法】

❶ 在背部正中一线均匀涂抹上刮痧油，用刮痧板厚边着力于背部一线进行单方向刮动。❷ 在两侧夹脊穴上均匀涂抹上刮痧油，之后用上述方法进行刮痧。以出痧为度。在刮痧的同时，可用刮痧板点按背腰部肌肉丰厚处的夹脊穴，以酸胀为度。

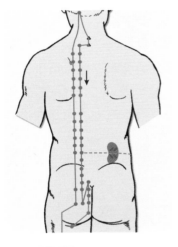

足太阳膀胱经

活血通络，祛风除湿。

 5~10 分钟

定位 足太阳膀胱经：人体后背正中线旁开 1.5 寸和 3 寸两条线；后背正中线到肩胛骨内侧缘是 3 寸，取中点一线即为膀胱经第一条走行线。肩胛骨内侧缘竖线即为第二条走行线。

【操作方法】

在膀胱经第一、第二侧线均匀涂抹上刮痧油，之后用按照上述方法进行刮痧，以出痧为度。在刮痧的同时，可用刮痧板点按背腰部肌肉丰厚处的腧穴，例如肾俞、脾俞、大肠俞等，以酸胀为度。

三、操作注意事项

1 刮痧板在使用前一定要消毒。

2 刮痧时间：一般每个部位刮 20~30 次或 5~10 分钟，最长不超过 20 分钟。

3 刮痧次数：一般是第一次刮完 3~5 天，痧退后再进行第二次刮治。

④ 对于一些不出痧或少出痧的患者，不可强求出痧，以患者感到舒服为原则。

⑤ 出痧后 1~2 天，可能伴有轻度疼痛、发痒、这些反应属正常现象。

四、饮食及起居

缓解疲劳，可以多食用营养丰富，富含钙、磷、维生素、氨基酸的食物，多补充水分。此外，要保持充足的睡眠，每天至少保证 7~8 小时的睡眠时间，工作压力大的人群，要调整好工作时间和工作心态，做到劳逸结合。也可以进行热水浴及热水泡脚，能起到很好的辅助作用。

第十一节　脖子变"短"，大椎来帮

很多人都有种困惑，上学的时候脖子漂亮，工作几年了，突然发现不知道什么时候脖子变"短粗"了。随着人们现代生活的改变，低头伏案、玩手机、看电脑等时间越来越长，颈椎也承受着它不该有的压力。颈椎长时间保持一个姿势，缺乏活动，则会引起颈椎附近气血不通，最突出的表现就是颈部疼痛。因为颈椎瘀堵，斜方肌痉挛，进一步上移，脖子就变短了。脖子变短了，那注定会给自己的颜值减分，尤其是女同胞们，必然会想方设法，与短脖子抗衡到底——还我美丽的脖子！

有很多人问，吃什么补气血？一定要先通经络，然后再补营养，否则容易上火。

穴位保健 不可少

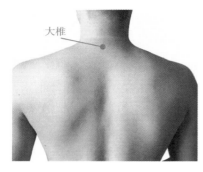

大椎

大椎穴 解表退热，止咳平喘，宁心安神，清热凉血，强壮腰脊。

 10~15 分钟　　5~7 分钟

定位　在后正中线上，第 7 颈椎棘突下凹陷中。

【操作方法】

推拿　深呼吸，屏息时用食指缓缓用力按压大椎穴，然后缓缓吐气，持续数秒后慢慢放手，如此反复操作。用食指、中指、无名指轻揉大椎穴，压力均匀放在穴位上，盘旋抚摩。以食指和中指或其中一指着力于大椎穴上，做轻揉缓和的环旋转动。上述方法每天选取一种或两三种结合起来，每次按摩 10~15 分钟，每天 1~2 次即可。

灸法　温和灸法，将艾条的一端点燃，对准大椎穴，距皮肤 2~3 厘米处进行熏烤。施灸时以局部有温热感而无灼痛为宜，灸 5~7 分钟至皮肤出现红晕为度。每天 1 次。

注意饮食 是关键

应注意摄取营养价值高、富含维生素的食品，如豆制品、瘦肉、谷物、海带、紫菜、木耳、水果、蔬菜等，以达到增强体质、延缓衰老的目的。颈椎病患者尤其应多食含维生素 C 的食品，如新鲜的水果、蔬菜等。测试研究表明，维生素 C 具有增强人体免疫力和抗衰老的作用，对防止颈椎病进一步发展有很大的帮助。

简单易学颈椎操：各个方向活动颈椎可以放松颈部肌肉，缓解肌肉疲劳，防治颈部肌肉痉挛、脖子缩短。

保持良好姿势：人体颈椎有特有的生理曲线，如果我们违反规律，长期让它僵持于一个姿势，终会导致机体失衡，血液循环不畅，造成筋骨损伤。比如，长时间躺着看电视、坐车打盹都是让颈椎很受损的表现。因此，保持良好的姿势是非常重要的！

脖子防冻：外界环境的风寒湿等因素可使颈部肌肉痉挛，小血管收缩，导致软组织血循环障碍，久而久之，就会引起颈部疼痛、僵硬甚至脖子变短。所以切记不要冻着你的脖子！

第十二节　怎样告别"大肚腩"

腹型肥胖又称中心型肥胖，是临床肥胖症主要类型，以脂肪主要蓄积于腹部为特征，内脏脂肪增加，腰部增粗，呈现"梨形"肥胖，此型患者更容易罹患糖脂代谢紊乱及心血管疾病等肥胖相关性疾病，受到越来越多的关注。

中医认为其发生的原因常与暴饮暴食、过食肥甘、安逸少动、情志不舒、先天禀赋有关。与胃、肠、脾、肾关系密切。基本病机是痰热积聚于胃肠，或脾虚不能运化痰浊，而致痰湿浊脂滞留。治疗上可借助灸火的热力和推拿的作用，对腧穴进行温熨、刺激，具有操作简单、疗效显著、经济安全等特点，被广大患者所接受。

中脘穴

和胃健脾，宁心安神，疏肝利胆。

3~5 分钟　　10~15 分钟

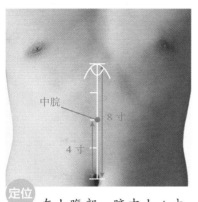

中脘

8寸

4寸

定位　在上腹部，脐中上 4 寸，前正中线上。

天枢穴

通腑理肠，调经止痛。

3~5 分钟　　10~15 分钟

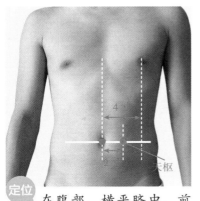

4

2

天枢

定位　在腹部，横平脐中，前正中线旁开 2 寸。

【操作方法】

推拿　两手相对，然后顺时针按摩中脘穴。需要注意的是，在按摩这个穴位的时候会出现酸痛的情况，甚至还可能伴随有打嗝的症状，这都是正常的。在按摩的时候一定要用力，并且坚持按摩 5 分钟左右，效果更佳。

灸法　悬灸：每次灸 10~15 分钟，每日 1 次，连灸 30 次。艾灸盒：腹部穴位特别适合艾灸盒分区片灸，每处 5~10 分钟，每日或隔日 1 次，连灸 30 次。

【操作方法】

推拿　两手相对上下揉搓按摩，然后进行左右两个方向按摩。除此之外，也可以以肚脐作为圆心做圆周运动。这种按摩手法也被我们称之为摩腹法，也是日常生活中比较常见的一种按摩手法。

灸法　悬灸：每次灸 10~15 分钟，每日 1 次，连灸 30 次。艾灸盒：同上每次 5~10 分钟，每日或隔日 1 次，连灸 30 次。

101

大横穴 通腑理肠。 👣 3~5分钟 🔥 10~15分钟

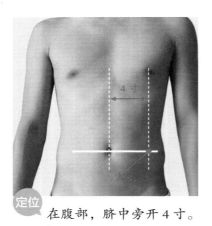

定位 在腹部，脐中旁开4寸。

操作方法

推拿 大横穴一般多用压的方法，即用拇指按住大横穴，持续5秒后再反复按压。

灸法 悬灸：每次灸10~15分钟，每日1次，连灸30次。艾灸盒：同前每次5~10分钟，每日或隔日1次，连灸30次。

气海穴 升阳补气，益肾调经，通调二便。 👣 3~5分钟 🔥 10~15分钟

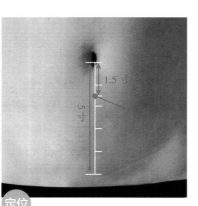

定位 在下腹部，脐中下1.5寸，前正中线上。

操作方法

推拿 先以右掌心紧贴于气海穴的位置，照顺时针方向分小圈、中圈、大圈，按摩100~200次。

灸法 悬灸：每次灸10~15分钟，每日1次，连灸30次。艾灸盒：同前每次5~10分钟，每日或隔日1次，连灸30次。

注意饮食 是关键

有句话说："饭前喝汤，苗条又健康；饭后喝汤，越喝越胖。"有研究表明：在餐前喝一碗汤，可以让人少吸收100~190千卡的热能。

相反，饭后喝汤是一种有损健康的吃法。一方面，饭已经吃饱了，再喝汤容易导致营养过剩，造成肥胖；另一方面，最后喝下的汤会把原来已被消化液混合得很好的食糜稀释，影响食物的消化吸收。

此外，要拒绝冷饮，因为冷饮会减慢人的新陈代谢，从而使脂肪积聚，而脂肪通常都会先积聚在肚腩，且冷饮多含高糖分，经常喝的话，不知不觉便会形成肚腩。

合理起居 很重要

减肥是全身性的，不可能只减掉某一部位的脂肪，而其他部位保持不变。所以，减肥不能心急。骑自行车、跑步、游泳、散步、做仰卧起坐等有氧运动是消耗体内热量的有效办法，每天要让心跳加速持续 20 分钟。

第十三节　减肥有妙招，想不瘦都难

肥胖的病因很复杂，有遗传、饮食、运动、环境等多种因素，但归根结底在于"湿、痰、虚"这三大障碍，只要解决了这三大障碍，减肥的道路那就是一路绿灯啦！

人们生活水平的提高，肥胖症在全球流行，已成为严峻的公共卫生危机之一。肥胖症是指由于能量摄入超过消耗，人体脂肪积聚过多，体重超过标准体重的 20% 以上。肥胖的标准是：体重指数 ≥ 24 为超重；≥ 28 为肥胖。男性腰围 ≥ 85 厘米、女性腰围 ≥ 80 厘米为腹部肥胖标准。肥胖症可分为单纯性肥胖和继发性肥胖，前者不伴有明显神经或内分泌系统功能变化，临床上最为常见；后者常继发于神经、内分泌和代谢疾病，或与遗传、药物有关。

《石室秘录·肥治法》："肥人多痰，乃气虚也，虚则气不能运行，故痰生之，则治痰焉可独治痰哉。必须补其气，而后兼消其痰为得耳。然而气之补法，又不可纯补脾胃之土，而当兼补其命门之火，盖火能生土，而土自生气，气足而痰自消，不治痰正所以治痰也。"

 穴位保健 不可少

命门穴 培元固本，强壮腰膝。

 5分钟　　 10~15分钟

肾俞穴 补肾填精。

 5分钟　　 10~15分钟

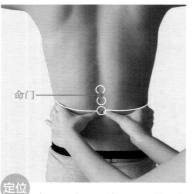

定位 在腰部，第2腰椎棘突下，后正中线上。正对肚脐处。

定位 在腰部，第2腰椎棘突下，后正中线旁开1.5寸，即命门穴旁开1.5寸。

◀操作方法▶

推拿 敲打穴位5分钟，适度用力。

灸法 温和灸法，点燃艾条，距穴位2~3厘米处进行悬灸，使局部感觉温热，每次10~15分钟，灸至皮肤红晕为度，每天1次，共7次。

足三里穴

健脾和胃，疏经活络，祛痰镇静，
消痛止痛，强壮保健。

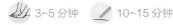 3~5分钟　　 10~15分钟

【操作方法】

推拿　手握成拳，以食指第一指节的背面作为着力点，或者手自然展开，以拇指指腹作为着力点，在穴位上绕圈按揉。按摩3~5分钟，或先向左画圈20回，再向右画圈20回，早晚各做一次。

灸法　温和灸法，点燃艾条，距穴位2~3厘米处进行悬灸，使局部感觉温热，每次10~15分钟，灸至皮肤红晕为度，每天1次，共7次。

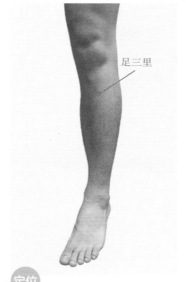

足三里

定位　犊鼻穴下3寸，胫骨旁开一横指。

关元穴

升阳举陷，益肾调经，
通利小便，健脾止泻。

 3~5分钟　　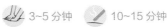 10~15分钟

【操作方法】

推拿　先以右掌心紧贴于关元穴的位置，照顺时针方向分小圈、中圈、大圈，按摩100~200次。

灸法　温和灸法，点燃艾条，距穴位2~3厘米处进行悬灸，使局部感觉温热，每次10~15分钟，灸至皮肤红晕为度，每天1次，共7次。

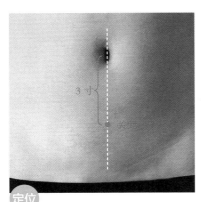

3寸

关元

定位　前正中线上，肚脐下3寸。

太溪穴

补肾益气，滋阴利窍，益肾纳气，通调二便，通阳散寒。

 5分钟 10~15分钟

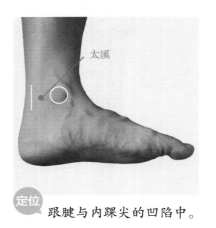

太溪

定位 跟腱与内踝尖的凹陷中。

操作方法

推拿 用大拇指揉按 5 分钟，适度用力。本穴还可以缓解腰膝酸软、足痛。

灸法 温和灸法，点燃艾条，距穴位 2~3 厘米处进行悬灸，使局部感觉温热，每次 10~15 分钟，灸至皮肤红晕为度，每天 1 次，共 7 次。

丰隆穴

清窍安神，健脾化痰，疏经活络。

 5分钟 10~15分钟

丰隆

16 寸

8 寸

定位 犊鼻穴与外踝尖连线的中点，胫骨前缘外侧 1.5 寸（约两指的宽度）。

操作方法

推拿 用大拇指揉按 5 分钟，适度用力。

灸法 温和灸法，点燃艾条，距穴位 2~3 厘米处进行悬灸，使局部感觉温热，灸至皮肤红晕为度，每天 1 次，共 7 次。

注意饮食 是关键

应广泛摄取各种食物，种类愈多愈好，养成不偏食的习惯。不要采取禁食某一种食品的减肥方法，例如不吃蔬菜、水果、粮食，只吃肉类的办法。

可任意选择的食品：清茶、淡咖啡（不加糖、奶精）、柠檬、酸黄瓜、辣椒、胡椒、五香粉、醋。

合理起居 很重要

进行一些低强度或者是中强度的间歇运动对于瘦身更有效，因为这样可以给身体带来更多的锻炼和刺激，所以在快走的时候不妨加入一些间歇性的慢跑，这样可以增加 1.5~2 倍的燃脂率，对于减脂有很大的帮助，而且还可以让你在运动后保持身体的高代谢，让体内的脂肪更快被消耗，不过进行间歇性运动的强度不宜太大，一般每周进行 5 次低强度有氧运动就可以了，将 2 天调整为间隔的间歇性训练。

最后，减肥固然重要，但是科学的方法才是正道。不要通过绝食、乱吃减肥药这些不健康的方法去损害身体。

第十四节　鱼、肉穿肠过，"消食"很重要

大鱼大肉属于油腻之品，很多人面对美食经不起诱惑，尤其是佳节之际，其实，进食油腻的食物引起肥胖并不可怕，可怕的是由此引发的一系列疾病，如消化不良、便秘等等。

四缝穴

消宿食、化积滞。 2~3 分钟 10~15 分钟

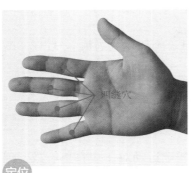

四缝穴

定位 在第 2~5 指掌侧，近端指关节的中央，一侧四穴（为经外奇穴）。

【操作方法】

推拿 用大拇指指尖掐揉四缝穴，每穴掐揉 2~3 分钟，长期掐揉，还可以缓解治疗疳积、呃逆、胃脘痛、哮喘、中暑等症状。

灸法 将点燃的艾条在四缝穴上方作往复回旋的移动，进行回旋灸治 10~15 分钟，每天 1 次，还可以缓解治疗失眠、神经衰弱、痛风等。

中脘穴

健脾和胃，宁心安神，疏肝利胆。

 3~5 分钟 10~15 分钟

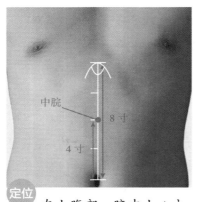

中脘

8 寸

4 寸

定位 在上腹部，脐中上 4 寸，前正中线上。

【操作方法】

推拿 两手相对，然后顺时针按摩中脘穴。需要注意的是，在按摩这个穴位的时候会出现酸痛的情况，甚至还可能伴随有打嗝的症状，这都是正常的。在按摩的时候一定要用力，并且坚持按摩 5 分钟左右，效果更佳。

灸法 悬灸：每次灸 10~15 分钟，每日 1 次，连灸 30 次。艾灸盒：腹部穴位特别适合艾灸盒分区片灸，每处 5~10 分钟，每日或隔日 1 次，连灸 30 次。

天枢穴

通腑理肠，调经止痛。

 3~5 分钟　 10~15 分钟

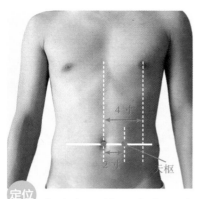

定位　在腹部，横平脐中，前正中线旁开 2 寸。

操作方法

推拿　两手相对上下揉搓按摩，然后进行左右两个方向按摩。除此之外，也可以以肚脐作为圆心做圆周运动。这种按摩手法也被我们称之为摩腹法，在日常生活中比较常见。

灸法　悬灸：每次灸 10~15 分钟，每日 1 次，连灸 30 次。艾灸盒：腹部穴位特别适合艾灸盒分区片灸，每处 5~10 分钟，每日或隔日 1 次，连灸 30 次。

足三里穴

健脾和胃，疏经活络，祛痰镇静，消痈止痛，强壮保健。

3~5 分钟　　10~15 分钟

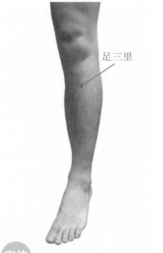

足三里

定位　犊鼻穴下 3 寸，胫骨旁开一横指。

操作方法

推拿　手握成拳，以食指第一指节的背面作为着力点，或者手自然展开，以拇指腹作为着力点，在穴位上绕圈按揉。按摩 3~5 分钟，或先向左画圈 20 回，再向右画圈 20 回，早晚各做 1 次。持之以恒，还可防病健身，抗衰延年。

灸法　温和灸法，点燃艾条，距穴位 2~3 厘米处进行悬灸，使局部感觉温热，灸至皮肤红晕为度，每天 1 次，共 7 次。

注意饮食 是关键

注意不要"暴饮暴食",节日期间家家户户的餐桌上都很丰盛,再加上愉快的节日氛围,很容易导致暴饮暴食。之后胃肠道便会"遭殃",那么再多美食都享受不了了,所以面对丰盛的大餐一定要控制自己的食量,坚决抵制"诱惑",不要吃太多,千万不可因小失大!另外油炸食品过于油腻,容易引起胃病还容易增胖,总的来说是不健康的,所以要控制油炸食品的食用,与清淡的素菜合理搭配为好!

平时的零食可选含有消化酶的食物,如山楂、乌梅、酸奶、木瓜、菠萝等。因为消化酶能帮助加速食物的分解,并且酸味的东西能刺激胃液、口水等的分泌,也能促进消化。

合理起居 很重要

吃完饭之后不要一直坐着,胃部受压会影响食物的消化,可以适当散步。平时可多到户外活动,把娱乐游玩与强身健体结合起来。既丰富节日生活、增进亲朋好友之间情感,又增加了体力活动的机会。或者结伴旅游,造访祖国的壮丽山川和名胜古迹,用大自然的精气和人类文化遗产的精华润泽心灵。

第十五节 巧除湿气的小技能

在中医学里,"湿"属于外感病因六淫中的"湿邪",为重浊之邪,其性黏腻、停滞、弥漫,侵入人体时多隐缓不觉,导致多种病变,且缠绵难愈。夏秋之交,阳热尚盛,雨水且多,热蒸水腾,潮湿充斥,为一年中湿气最盛的季节,湿邪为病多为此时。湿气与地域关系密切，南方多潮湿，而湖南正是重湿之地。

湿邪侵袭人体多分为外湿和内湿，外湿多由气候潮湿、涉水淋雨、居处潮湿、水中作业等环境中感受湿邪所致，而内湿因过多食用肥甘油腻、冷冻食品、糖类饮料，或过量饮酒，使得脾胃运化功能失调，导致湿聚致病。

总犯困，整天都睡不够？感觉四肢沉重无力？脸面黏腻易长痘，皮肤起疹子？睡觉流口水，口臭？舌头胖大，边有齿痕？肥胖，减肥容易反弹？大便稀黏腥臭，不成形？小便浑浊，女性白带过多？如果您有上述 1~2 个症状，提示您的身体里有湿气。

穴位保健 不可少

足三里穴

健脾和胃，疏经活络，祛痰镇静，强壮保健。

 3~5 分钟　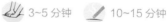 10~15 分钟

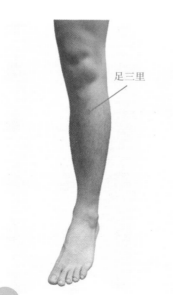

足三里

定位 犊鼻穴下 3 寸，胫骨旁开一横指。

【操作方法】

推拿　手握成拳，以食指第一指节的背面作为着力点，或者手自然展开，以拇指指腹作为着力点，在穴位上绕圈按揉。按摩 3~5 分钟，或先向左画圈 20 回，再向右画圈 20 回，早晚各做 1 次。持之以恒，还可防病健身，抗衰延年。

灸法　点燃艾条，距穴位 2~3 厘米处进行悬灸，使局部感觉温热，灸至皮肤红晕为度，每天 1 次，共7 次。

阴陵泉穴 健脾渗湿，通利下焦，通络止痛。

 2分钟　　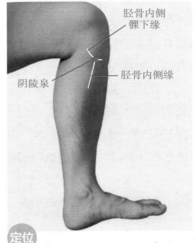 10~15分钟

〈操作方法〉

推拿　取坐位，用拇指指腹按在阴陵泉穴处，其余四指搭在小腿外侧，顺时针方向按揉2分钟，以局部有酸胀感为度。

灸法　点燃艾条，距穴位2~3厘米处进行悬灸，使局部感觉温热，灸至皮肤红晕为度，每天1次，共7次。

胫骨内侧
髁下缘

胫骨内侧缘

阴陵泉

定位　在小腿内侧，胫骨内侧髁下缘与胫骨内侧缘之间的凹陷中。

三阴交穴 健脾利湿，宁心安神，疏经活络。

 3~5分钟　　 10~15分钟

〈操作方法〉

推拿　用大拇指按下，放松，再按下这样重复，或者是旋转按压。

灸法　点燃艾条，距穴位2~3厘米处进行悬灸，使局部感觉温热，灸至皮肤红晕为度，每天1次，共7次。

13寸

三阴交

3寸

内踝尖

定位　在小腿内侧，内踝尖上3寸，胫骨内侧缘后际。

注意饮食 是关键

世上有种药，又能当饭吃，还能当茶喝，美味养人。它们一是薏米，一是赤小豆。将适量的赤小豆和薏米，按 1 : 1 混合；加大枣数枚做成"除湿粥"——薏米赤小豆粥。将提前浸泡好的赤小豆放入锅中煮，直到豆子煮开花后，再放入薏米、大枣，武火煮 10~15 分钟，改用文火煮至薏米开花。薏米，在中药里称"薏苡仁"，《神农本草经》将其列为上品，它可以治湿痹，利肠胃，消水肿，健脾益胃，久服轻身益气。赤小豆，有明显的利水、消肿、健脾胃之功效，因为它是红色的，红色入心，因此它还能补心。现代人精神压力大，心气虚，饮食不节，运动量少，脾虚湿盛。既要祛湿，又要补心，还要健脾胃，这非薏米和赤小豆莫属。将其熬成粥，意在使其有效成分充分为人体吸收，同时也不给脾胃造成任何负担。

合理起居 很重要

合理起居可截断滋生湿热的源头。不能熬夜，熬夜会增加湿热，因为熬夜伤肝胆，会非常影响肝胆之气的升发，容易生湿热。尽量避免在潮湿的环境中工作或居住，阴暗潮湿的环境会加重湿热症状。适当的运动和体育锻炼也是祛除湿热的好方法。运动的方式有游泳、爬山等，但最理想的运动方式是快步走。应避免在高温下运动；最好不要空腹运动，

另外，还有一个除湿的好方法——中药足浴。将艾叶 30 克，胡椒、透骨草各 10 克，加水连煮 3 次，去渣混匀，浴足。时间以 15~30 分钟为宜；若出现头晕，应暂时停止足浴；水温以 40℃为宜；饭后半小时不宜足浴；中药足浴应选择木盘或搪瓷盆。

第十六节　走开吧，亚健康

一、什么是亚健康

你是不是经常感到腰酸背痛，活动脖子时"格格"作响？是否经常头痛，记忆力差，全身无力，容易疲劳，莫名其妙心烦意乱，遇小事易生气，易紧张，恐惧，遇事常往坏处想？睡眠质量差，入睡困难，噩梦频频，常常被吓醒？如果有那就要注意了，也许这就是身体在给你发出"报警"信号。以上都属于亚健康的状态。要解决这种亚健康的状态，就需要重视"治未病"，预先采取措施，防止疾病的发生与发展。

二、什么是治未病

治未病是什么呢？年轻人或许不是太了解。其实，治未病源远流长，从古代开始就有了，"治未病"思想源自《黄帝内经》。古人提出"上工治未病，中工治已病"的说法，要求高明的医生要治未来之病。可见"治未病"历来受到中医界的重视，这也让"治未病"成了中医的特色和优势。

治未病具体来讲包含三种意义：一是未病先防，防病于未然，强调摄生，预防疾病的发生；二是已病防变，既病之后防其传变，强调早期诊断和早期治疗，及时控制疾病的发展、演变、恶化；三是瘥后防复，病愈后防止疾病复发。

三、没生病为何要治未病呢

治未病的理论虽然是源远流长，但是生活中依然很多人没有这个"治未病"的概念，还有一部分人从来都不在乎身体的健康，有了疾病或者身体不适认为扛一扛就可以过去了。

从中医的角度来讲，病和没病的定义标准和西医有点区别。有的病人可能还没达到诊断的标准，但是已经到了亚健康的状态，例如，免疫力下降、血压，血脂、血糖偏高等等，虽然还没达到疾病的程度，但是已经到了临界状态，我们就需要及时干预，预防疾病的发生。另外，人体的身体功能到了 50、60 岁的时候，逐渐在下降，治未病能帮助延年益寿，这也是要治未病的一个重要原因。

四、如何做到"治未病"

1 **情志调理。**

保持心情舒畅，心境豁达。勿暴怒，勿忧郁。起居有常，不妄作劳，合理安排工作与休息、娱乐的时间，使张弛有度，气机舒畅。《黄帝内经》强调"恬淡虚无"，说"恬淡虚无，真气从之，精神内守，病安从来"。

2 **饮食调理。**

关键要有合理的膳食结构。"五谷为养，五果为助，五畜为益，五菜为充"。饮食"六宜"，食宜早些、食宜暖些、食宜少些、食宜淡些、食宜缓些、食宜软些。也可以根据体质在合适的季节吃一些药膳、膏方。

3 **运动调理。**

适当的运动可使人体气机通畅，肝气条达，脾气健运，肾气充足。亦可采取散步、太极拳等形式。

4 **艾灸调理。**

艾灸可温阳补气，激发机体内在的调节能力，帮助机体保持内环境的稳定。关元穴、足三里穴、三阴交、百会穴是强身健体保健之要穴，每日若能在此穴位灸半个小时，定可延年益寿。

关元穴
升阳举陷，益肾调经，
通利小便，健脾止泻。

 20~30 分钟

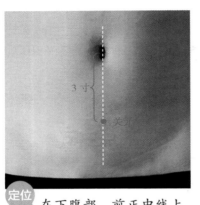

《操作方法》

灸法　将艾条点燃，放入温灸盒内，对准腧穴部位并固定后进行施灸，使局部有温热感而无灼痛为宜。每次 20~30 分钟，灸至皮肤红晕潮湿为度；每天 1 次，7 天为 1 个疗程。

定位　在下腹部，前正中线上，当脐中下 3 寸。

足三里穴
健脾和胃，疏经活络，
祛痰镇静，强壮保健。

 20~30 分钟

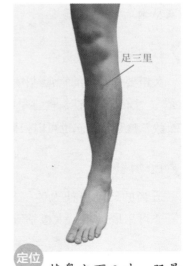

《操作方法》

取穴　屈膝成 90 度，由犊鼻穴往下四横指，小腿两骨之间（胫、腓骨），距胫骨约一横指处是本穴。

灸法　将艾条点燃，对准腧穴部位进行施灸，使局部有温热感而无灼痛为宜。灸至皮肤红晕潮湿为度；每天 1 次，7 天为 1 个疗程。

定位　犊鼻穴下 3 寸，胫骨旁开一横指。

三阴交穴 20~30 分钟

健脾利湿，宁心安神，
调和肝肾，疏经活络。

【操作方法】

灸法　将艾条点燃，对准腧穴部位进行施灸，使局部有温热感而无灼痛为宜。灸至皮肤红晕潮湿为度；每天 1 次，7 天为 1 个疗程。

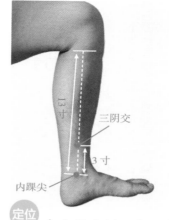

13寸

三阴交

3寸

内踝尖

定位　在小腿内侧，内踝尖上 3 寸，胫骨内侧缘后际。

百会穴 醒脑开窍，宁心安神，平肝潜阳，升阳固脱。

3~5 分钟

【操作方法】

推拿　用拇指点按该穴，以感到酸胀为度，每天按揉 3~5 分钟

百会

定位　在头部，前发际正中直上 5 寸，两耳尖连线的中点。

第十七节　预防流感有高招

一、什么是流感

　　流感，即流行性感冒。是流感病毒所引起的急性呼吸道感染，也是一种传染性强、传播速度快的疾病。好发于阳春三月，其主要通过空气中的飞沫、人与人之间的接触或与被污染物品的接触传播。典型的临床症状是：急起高热、全身疼痛、显著乏力和轻度呼吸道症状。

二、流感的病因病机

　　中医认为流感即是时行感冒，感受四时不正之气，发病呈流行性之感冒病证。病情常较一般感冒为重。《类证治裁·伤风》："时行感冒，寒热往来，伤风无汗，参苏饮、人参败毒散、神术散。"《诸病源候论》："时行病者，是春时应暖而反寒，夏时应热而反冷，秋时应凉而反热，冬时应寒而反温，非其时而有其气，是以一岁之中，病无长少，率相似者，此则时行之气也。"

三、疾病的治疗

　　每个人都有可能患流感，那用什么好的办法来进行预防呢？这里介绍几种实用性很强的方法，亦便于家庭操作。

① 穴位保健

取穴要义：

风门穴：是风邪出入的门户，刺激本穴能改善微循环，激发机体免疫功能。

肺俞穴：是肺气转输、输注之处，为治疗肺脏疾病的重要腧穴，临床上常用于治疗咳嗽、哮喘等肺脏疾患病症。可补虚益损，调理肺气。

膏肓穴：此穴有强身保健、预防疾病的作用。临床上常用于治疗支气管炎、支气管哮喘、乳腺炎、各种慢性虚损性疾病等。

足三里：为全身三大强壮穴（足三里、气海、关元）之一。能增强体内各种特异性及非特异性免疫功能，对增进机体防卫能力有重要作用。对病后体虚、禀赋不足、身体瘦弱等均有补益作用。

风门穴 疏风解表，疏经活络。

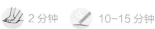 2分钟　　　10~15分钟

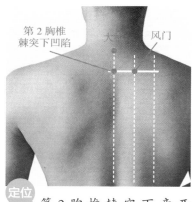

第2胸椎棘突下凹陷

大椎　　风门

定位 第 2 胸椎棘突下旁开 1.5 寸。

【操作方法】

取穴　由大椎穴（第 7 颈椎棘突下凹陷处）往下推两个椎骨，取其下缘为一点，作一水平线，旁开 1.5 寸处（1.5 寸约二横指，即食、中指）即是本穴。

推拿　用双手中指指腹按揉两侧穴位 2 分钟，以按压穴位出现沉胀感为好。

灸法　将艾条点燃，放入温灸盒内，对准腧穴部位并固定后进行施灸，使局部有温热感而无灼痛为宜。每次 10~15 分钟，灸至皮肤红晕潮湿为度；每天 1 次，7 天为 1 个疗程。

肺俞穴

宣肺理气，滋阴清热，疏经活络，祛风止痒。

 2分钟　　🔥 10~15分钟

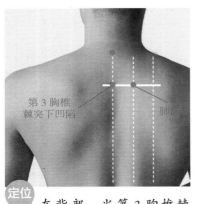

第3胸椎棘突下凹陷

肺俞

定位 在背部，当第3胸椎棘突下，旁开1.5寸。

操作方法

取穴 在后正中线上，可见颈背部交界处椎骨上有一高突；这一高突能随颈部左右摆动而转动即是第7颈椎棘突，继续往下摸即是第1胸椎，肺俞在第3胸椎棘突下的凹陷，旁开1.5寸处（1.5寸约二横指，即食、中指）。

推拿 用双手中指指腹按揉两侧穴位2分钟，以按压穴位出现沉胀感为好。

灸法 将艾条点燃，对准腧穴部位进行施灸，使局部有温热感而无灼痛为宜。灸至皮肤红晕潮湿为度；每天1次，7天为1个疗程。

膏肓穴

滋阴润肺，疏经活络，补虚益损。

 2分钟　　🔥 10~15分钟

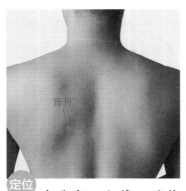

膏肓

定位 在背部，当第4胸椎棘突下，旁开3寸。

操作方法

取穴 由平双肩胛骨下角之椎骨（第7胸椎）往上推3个椎骨即第4胸椎骨棘突下，旁开3寸（四横指处）。

推拿 用双手中指指腹按揉两侧穴位2分钟，以按压穴位出现沉胀感为好。

灸法 将艾条点燃，对准腧穴部位进行施灸，使局部有温热感而无灼痛为宜。灸至皮肤红晕潮湿为度；每天1次，7天为1个疗程。

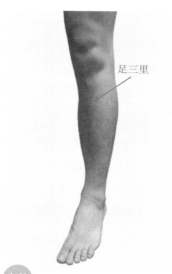

足三里

足三里穴

健脾和胃，疏经活络，
祛痰镇静，强壮保健。

 2分钟　　🕙 10~15分钟

◀ 操作方法 ▶

取穴　屈膝成90度，由犊鼻穴往下四横指，小腿两骨之间（胫、腓骨），距胫骨约一横指处是本穴。

推拿　用双手中指指腹按揉两侧穴位2分钟，以按压穴位出现沉胀感为好。

灸法　将艾条点燃，对准腧穴部位进行施灸，使局部有温热感而无灼痛为宜。灸至皮肤红晕潮湿为度；每天1次，7天为1个疗程。

定位　小腿外侧，犊鼻穴下3寸，距胫骨前缘约一横指。

2 锦囊妙法

1. 茶水漱口法

用茶水漱口，可一定程度地抑制病菌。

2. 中草药烟熏法

将干燥中药如苍术、芍药叶、青蒿、菖蒲、贯众捣碎，每平方米房中50克，点燃后密闭房间6小时，可起到消毒作用。

3. 香囊佩戴法

高良姜10克、佩兰叶10克、桂皮5克、冰片1克、雄黄0.3克、樟脑0.5克。上述各药共研细末，装入纱布袋内或做成香囊佩戴胸前。

4. 八珍散鼻吸法

八珍散鼻吸法：白芷、川芎、藜芦头、熟石膏、当归各10克，细辛、龙胆草各6克。上述各药共研细末，取少许抹鼻吸入，每3~5天1次。

四、注意事项

1. 注意锻炼身体。合理地安排一些体育锻炼，如散步、跑步、爬山、打球、练太极拳等都可以增强体质，提高机体抵御病毒侵袭的能力。

2. 注意充分休息。保持充足的睡眠，尽量不要熬夜，感到身体疲劳时要及时安排休息，保持精力充沛才有能力抵御外邪。

3. 注意日常饮食。合理安排饮食也可以提高自身免疫力。荤多素少、热量过高、脂肪过剩的饮食对人体非常不利，会使消化系统功能减退，身体抗病毒的能力下降，让流感病毒乘虚而入。饮食一定要规律，不可暴饮暴食。另外，还要注意多饮水。

4. 注意空气流通。流感病毒是通过空气传播的病毒，尤其在密闭的环境中更容易传播，所以我们要经常开窗通风，注意保持室内空气流通，从而降低房间内病毒的浓度，减少人与病毒接触的机会。

第十八节　肝火旺有什么表现？妙招轻松去肝火

一、什么是肝火旺

肝火旺，是人体内脏气血调节出了问题，会危害人体的健康。肝火旺如果严重的话，还会加重肝脏负担，导致乙肝等肝脏疾病加重，所以出现肝火旺的时候一定要慎重对待！

二、肝火旺的病因病机

中医认为肝火旺是肝失疏泄、气郁化火或肝热素盛所致，与情志激动过度也有一定关系。主要由生活不规律、心情积郁导致。

三、如何识别肝火旺

①看口部：口干，口苦，口臭，舌苔发厚，牙龈红肿，这些都是肝火旺的症状。

②看睡眠：肝火旺晚上睡觉会出现睡眠不稳，多梦，容易惊醒，失眠等。

③看脾气：肝火旺时还容易心烦意乱，容易发怒，控制不住脾气。

④看全身：精神不好，容易疲倦，瞌睡，头晕，脸色发红，身体闷热。

⑤女性肝火旺的症状：经期推迟，月经不调，经血量没有规律等。

⑥小孩肝火旺的症状一般出现在夏天：喜欢蹬被子，有时候还打呼噜，暴躁易怒。

四、治疗

① 养生治疗

川贝雪梨羹

制作：川贝母10克，捣碎成末，梨2个，削皮切块，加冰糖适量，清水适量炖服。

功效：去肝火，对头痛、头晕、耳鸣、眼干、口苦、口臭、两胁胀痛有效。

制作：取绿豆 300 克，洗净，加水适量，用大火煮开，继以小火煮 30 分钟左右即可。

功效：绿豆性寒味甘，能清凉解毒，清热除烦，对脾气暴躁、心烦意乱者最为适宜。

制作：先以粳米 100 克，加水如常法煮粥，待粥将成时，调入菊花末 10~15 克，稍煮一二沸即可。

功效：菊花具有疏风清热、清肝明目的作用，适用于肝火旺导致的头痛头胀、头晕目眩、目赤肿痛等。

2 穴位保健

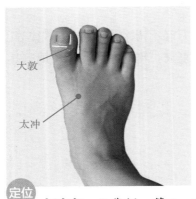

大敦

太冲

太冲穴
清肝明目，调经止痛，平肝息风，疏肝利胆。

3~5 分钟

大敦穴
疏肝理气，平肝息风。

3~5 分钟

定位

太冲穴：足背侧，第 1、2 跖骨结合部之前凹陷处。

大敦穴：在足大趾末节外侧，距指甲角 0.1 寸。

◁操作方法▷

推拿　上述穴位均以指腹按压，每次 10~15 下，宜按至酸胀感为度。

三阴交穴

健脾利湿，调经助产，宁心安神，
调和肝脾，疏经活络。

 3~5分钟

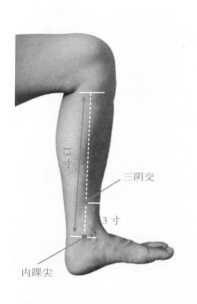

13寸

三阴交

3寸

内踝尖

定位　　脚踝的内侧往上大约
四横指宽之处。即在小腿内
侧，内踝尖上3寸，胫骨内侧
后缘。

足三里穴

健脾和胃，疏经活络，祛痰镇静，
消痈止痛，强壮保健。

 3~5分钟

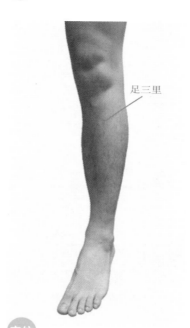

足三里

定位　　犊鼻穴下3寸，胫骨前
嵴旁开一横指。

〔操作方法〕

推拿　　上述穴位均以指腹按压，每次10~15下，宜按至酸胀感为度。

五、注意事项

调整睡姿 侧身睡是很多人通常采取的睡姿，在仰卧时很容易转为侧卧。因为肝经在人体两侧，侧卧的时候，不管是左侧卧还是右侧卧，都能养肝气。因为人在侧卧的时候，血自然就归到肝经里去了，"肝主藏血"，血一归到肝经，人体就能安静入睡并且开始一天的造血功能了。

调整作息 肝脏也需要休息。想办法保证晚上 11 点前入睡，宁可早起也不晚睡。

调整心态 快乐的心情尤其重要。医学研究证明，肝脏内分布着丰富的交感神经，经常感到烦躁、忧愁会直接导致肝细胞缺血，影响肝细胞的修复和再生。所以，个人应该改变对自己和他人过于苛求、满腹牢骚的不良行为模式，培养乐观、开朗、宽容、放松的健康行为模式和心态。

第十九节　简简单单降胃火

一、什么是胃火

　　胃火指胃热炽盛化火的病变。胃火炽盛，可沿足阳明胃经上炎，表现为牙龈肿痛、口臭、嘈杂易饥、便秘、烦热、口渴、牙疼、牙宣出血、颐肿、面赤等。

二、胃火的病因病机

胃受热邪侵袭，或过食辛温香燥、嗜酒、嗜食辛辣食物等引起胃火。

三、胃火的治疗

商阳穴 清热利窍，疏经活络。

〰 3~5分钟

定位 食指末节桡侧，距指甲角0.1寸。

◀操作方法▶

针灸 采用三棱针或者一毫升注射器给双侧商阳穴浅刺放血，1~2滴即可。

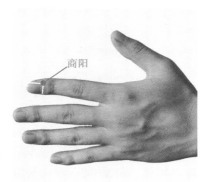
商阳

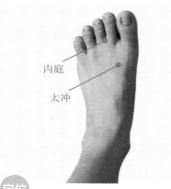
内庭
太冲

定位 内庭：足背部，第2、3足跖之间趾蹼缘后方赤白肉际处。

太冲：足背侧，第1、2跖骨结合部之前凹陷处。

内庭穴

清热消肿，健脾和胃。

〰 3~5分钟

太冲穴

清热泻火，疏经活络。

〰 3~5分钟

◀操作方法▶

推拿 上述穴位可用手指按揉，有胀感为度，一次按揉3~5分钟左右，早晚各1次。

四、注意事项

1 应随时补充水分，提高睡眠品质。

2 饮食宜清淡，忌辛辣食物。上火时不宜多吃水分低的食物，如油炸类食品、饼干、坚果，应以蔬菜、清汤等低热量饮食为主。也可食用绿豆粥和菊花茶降火。

3 根据不同证型进行中药调理。

第二十节　除焦虑，助备考

生活中有各式各样的考试，不少考生因担心考不好会出现一些焦虑情绪，如烦躁不安、易发脾气、睡眠不好等。其实这样会破坏正常的生物钟节律，而且不易使人进入应试状态。只有学会放松心情，有条不紊地学习和生活，才能更好地应对考试，取得优异的成绩。因而考生要及时调整心态和作息时间，给自己减压，消除考前焦虑。

支招一：生活习惯

1 经常保持乐观的心态。可以通过听音乐、看小品等自我调控，来缓解紧张情绪。

2 建立合理的作息制度，劳逸结合，保证 8 小时睡眠，提高睡眠质量。

3 适当参加一些体育锻炼和体力劳动，以增强身体素质，恢复神经系统的正常功能。

支招二：饮食

1. 早餐应吃一些体积小，热量高的食物，像面包、花卷，鸡蛋、火腿等，牛奶、豆浆都不错，几片面包夹一个煎鸡蛋，配一点西红柿、黄瓜或其他水果等。也可以喝一些诸如核桃粉、黑芝麻糊等营养品，不仅可以调剂口味，还可以抵抗因高度紧张的学习所造成的脑疲劳。

2. 午餐的原则是不要过饱，多吃些鱼肉类、清淡类的蔬菜。总的来说，就是要保证米、面等主食的供给，兼顾粗细搭配；摄入充足的优质蛋白质，适当选用鱼虾、瘦肉、肝、鸡蛋、牛奶、豆腐、豆浆等等；保证新鲜蔬菜和水果的供应。山珍海味这些贵价食物就没必要了。记住：口感在其次，营养均衡第一。

3. 晚餐要吃些易消化的食物，例如：汤面、馄饨等食物。此外，睡觉前也可喝杯饮品，以补充营养。尽量不吃纯糖或者脂肪高的食物。

4. 最后，也是最重要的一点，要比平常更加注意食品卫生安全问题。

支招三：保健助考

方法：可以揉按或者艾灸穴位，如神门、内关、中脘、足三里等穴位。

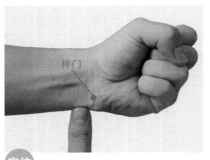

神门穴

宁心安神，利窍开音，通络止痛。

3~5 分钟

操作方法

推拿 按摩时一手拇指指端的螺纹面，点揉另一手的神门穴，换另一手的拇指，同样点揉前手的神门穴，以感酸胀为宜，各重复 30 次。

定位 位于腕部，腕掌侧横纹尺侧端，尺侧腕屈肌腱的桡侧凹陷处。

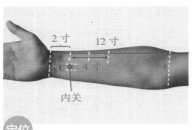

内关穴

宽胸理气，和胃止呕，疏经止痛，宁心安神。

3~5 分钟

操作方法

推拿 按摩时以左手拇指按右手内关，以右手拇指按左手内关，交替进行。可以边按边揉，用力要适中，以酸胀为佳，顺时针、逆时针各按揉 30~50 次。

定位 位于前臂掌侧，腕横纹上 2 寸，掌长肌腱与桡侧腕屈肌腱之间。

合谷穴

清热解表，疏经活络。

5~10 分钟　　10~15 分钟

定位 在手背，第 1、2 掌骨间，当第 2 掌骨桡侧的中点处。

操作方法

灸法 艾炷灸 5~9 壮，艾条灸 10~15 分钟。

推拿 揉按、点按 5~10 分钟，以酸胀感为宜。

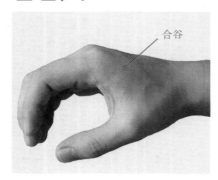

中脘穴　健脾和胃，宁心安神，疏肝利胆。　 10~15分钟

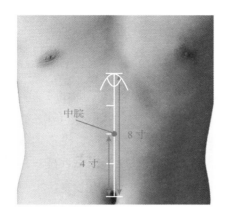

中脘

8寸

4寸

定位　位于人体上腹部，前正中线上，当脐中上4寸。

操作方法

灸法　艾灸盒：熏30分钟。隔姜灸：或在穴位上放置姜片等用艾炷灸5~7壮。悬灸：10~20分钟也可。

足三里穴

健脾和胃，疏经活络，祛痰镇静。

 10~15分钟

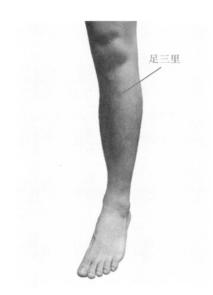

足三里

定位　在小腿外侧，犊鼻下3寸（四横指），距胫骨前端外侧一横指。

操作方法

灸法　艾条灸10~15分钟，以温热无烧灼感为宜。

131

第二十一节　考生的护眼妙招

夏日的到来，意味着一年一度的中考、高考也进入了倒计时，学子们在努力学习的过程中，都会或多或少的出现眼睛干涩、满布血丝、眼胀、视物重影等视疲劳症状。眼睛长时间处于疲劳状态，得不到缓解和调整，很容易导致睫状肌痉挛，从而形成近视或者加重近视。并且值得注意的是，如果报考公安、国防院校，对于视力可是有一定要求的，因此在繁忙学习的同时，我们也要关爱眼健康哦。

一、认识视疲劳

视疲劳有眼睛干涩、异物感、眼皮沉重感、视物模糊、畏光流泪、眼睛胀痛、眼部充血等症状，严重者还可出现头昏、精神萎靡、注意力不集中，少数患者可出现复视、立体视觉功能障碍、眼压升高、角膜损害等，青少年还可以出现近视（假性近视和真性近视）或加深原有近视程度。

二、防治视疲劳的穴位按摩疗法

还记得一直陪伴你度过漫长岁月的眼保健操么？没错按摩治疗我们主要选取的是眼周的穴位，可取睛明穴、四白穴、太阳穴，头昏时可添加风池穴。

晴明穴 清热明目，疏经活络。

👆 1~2 分钟

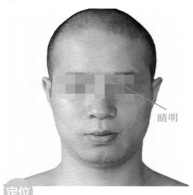

晴明

定位 于眼部内侧，内眼角稍上方凹陷处。

〈操作方法〉

推拿 以左手或右手大拇指按鼻根部，和缓挤按眼角内眦的晴明穴，每次 1~2 分钟。

四白穴 清热明目，疏风止痉，通络止痛。

👆 1~2 分钟

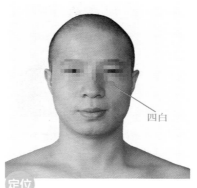

四白

定位 位于面部，瞳孔直下，当眶下孔凹陷处。

〈操作方法〉

推拿 先以左右食指与中指并拢，置于鼻翼两侧，大拇指支撑在下颌骨凹陷处，然后放下中指，食指在瞳孔直下，当颧骨上方凹陷中的"四白穴"处，轻轻点揉即可，每次 1~2 分钟。

太阳穴 👆 1~2 分钟

清肝明目，通络止痛。

定位 位于头部侧面，眉梢和外眼角中间向后一横指凹陷处。

〈操作方法〉

推拿 以左右大拇指指腹抵住太阳穴，局部按揉每次 1~2 分钟。

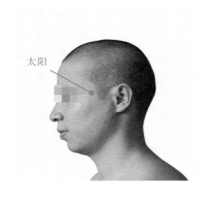

太阳

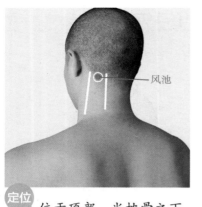

定位 位于项部，当枕骨之下，胸锁乳突肌与斜方肌上端之间的凹陷处，约与耳垂齐平。

风池穴

平肝息风，清头利窍，祛风解表。

 1~2 分钟

◁操作方法▷

推拿 用两手大拇指顶住穴位，其余四指轻托住头部，按揉时大拇指向上发力按揉穴位，每次 1~2 分钟。

三、注意事项

1. 避免在昏暗的光线下学习。在光线昏暗的场所学习，会加重眼睛的疲劳程度，所以当发现光线昏暗时，应更换学习的场所，或者借助台灯辅助照明。

2. 不要过长时间用眼。近距离用眼时，应每隔 45~50 分钟休息 10~15 分钟。所以各位"学霸"们，磨刀不误砍柴工，这宝贵的课间 10 分钟，看看远方，和同桌畅谈人生理想，或者只是上个厕所都能够避免产生视疲劳。

3. 不要忽视眼部不适信号。当眼睛出现干涩、红肿、眼球布满血丝甚至视物模糊、复视症状时，应及时到专业医院眼科检查眼睛，能尽早发现眼睛的问题。由于某些专业对近视、色盲、色弱、斜视等有要求，所以考试前去眼科进行系统的检查也是很有必要的。若是有这些方面的眼科问题应及时调整，确保顺利通过体检。

第二十二节　临考改善睡眠质量怎么做

　　在我国，高考被认为是人生中非常重要的一次考试。不光是考生压力大，家长们更是想尽一切办法照顾好子女的生活起居，让子女一心一意扑在学习上。然而，由于考生长时间伏案学习，过度疲劳，思想负担重，担心在高考中出现失误，难免会出现睡眠问题。而睡眠质量低下又会导致白天精神萎靡，无法集中精力学习。家长们更是如坐针毡，不知如何是好！接下来，告诉您简单几个穴位，可以改善睡眠质量，助考生一臂之力！

一、高考失眠症的常见表现有哪些？

❶ 入睡困难　❷ 易醒或早醒　❸ 深度睡眠时间不足

❹ 睡眠质量低下　❺ 多梦易惊

❻ 白天精神萎靡或注意力不集中

二、穴位按摩解您难

风池穴　平肝息风，清头利窍，祛风解表。

3~5分钟

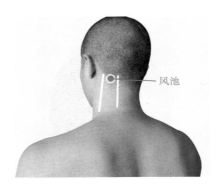

风池

定位　在项部，当枕骨之下，胸锁乳突肌与斜方肌上端之间的凹陷处，约与耳垂齐平。

推拿 用大拇指按揉该穴，以感到酸胀为度。如果该穴痛感十分强烈，手法需轻柔，以感觉舒适为宜，每天按揉 3~5 分钟。

神门穴 宁心安神。

3~5 分钟

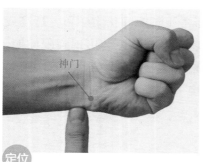

定位 腕横纹尺侧端，尺侧腕屈肌腱的桡侧凹陷处。

内关穴 宽胸理气，和胃止呕，宁心安神，疏经止痛。

3~5 分钟

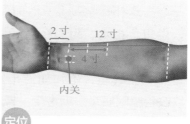

定位 位于前臂掌侧，腕横纹上 2 寸，掌长肌腱与桡侧腕屈肌腱之间。

推拿 用食指或中指按揉穴位，以感到酸胀为度，每天按揉 3~5 分钟。

百会穴 醒脑开窍，宁心安神，平肝潜阳，升阳固脱。 3~5 分钟

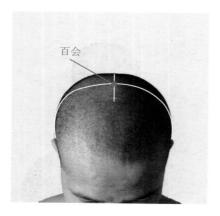

定位 在头部，前发际正中直上 5 寸，两耳尖连线的中点。

推拿 用食、中指点按该穴，以感到酸胀为度，每天按揉 3~5 分钟。

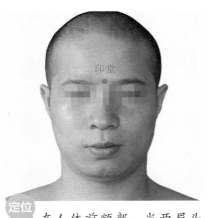

印堂穴 醒脑镇惊，活络通窍。

3~5分钟

【操作方法】

推拿　用食、中指指腹按揉该穴，以感到酸胀为度，每天按揉3~5分钟。

定位　在人体前额部，当两眉头间连线与前正中线之交点处。

三、注意事项

1　保持乐观、知足长乐的良好心态。

2　建立有规律的生活作息时间表。

3　创造有利于入睡的条件反射机制。如睡前半小时洗热水澡、泡脚、喝杯牛奶等。

4　白天适度的体育锻炼，有助于晚上的入睡。

5　养成良好的睡眠卫生习惯，如保持卧室清洁、安静、远离噪音、避开光线刺激等；避免睡觉前喝茶、饮酒等。

6　自我调节、自我暗示。可听一些轻音乐、白噪音，有时稍一放松，反而能加快入睡。

7　除适当午睡或打盹片刻外，限制白天睡眠时间，否则会减少晚上的睡意及睡眠时间。

05 | 第五章
疾病防治有妙招

第一节　常灸此两穴，远离高脂血

一、什么是高脂血症

高脂血症，多为过食高胆固醇、高糖食物或机体本身内在脂代谢失调所致。它是导致动脉粥样硬化进而形成心脑血管疾病的主要因素之一，有效防治血脂异常是预防心脑血管疾病的重要途径。

二、形成原因

中医认为，本病属于湿痰、肥胖等范畴，多因脾失健运、聚湿生痰、痰浊瘀滞脉络所致。故高脂血症与痰浊关系密切。本病主要为脾脏功能失调，痰浊内蕴而发生。

三、高脂血症的治疗

调治时可以在选定的穴位上进行艾灸。通过艾灸的热力作用，将艾灸燃烧时产生的物理因子，与腧穴的特殊作用、经络的特殊途径相结合，从而达到疏通经络、调和气血、调理脏腑的功能。

治疗高脂血症常用的灸法包括艾条灸法、艾灸贴法和按摩法等，具体的操作方法如下。艾条灸法：将艾条点燃，对准腧穴部位并固定后进行施灸，使局部有温热感而无灼痛为宜。每次 10~15 分钟，灸至皮肤红晕潮湿为度；每天 1 次，7 天为 1 个疗程。艾灸贴法：将灸贴撕开，把蕲艾精油均匀涂抹在灸贴有黏性面的蕲艾萃取物上，然后贴敷在穴位上，轻压周边胶布贴实，7~8 小时后取下。每次可贴 2~3 穴，每天 1 次，以上穴位可交替灸，一次可贴 8 小时。

常用穴位包括：

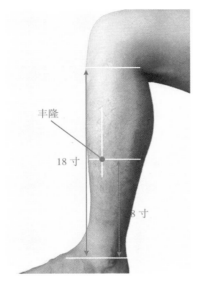

丰隆穴

清窍安神，健脾化痰，疏经活络。

丰隆穴，是足阳明胃经之络穴，有疏通脾、胃表里二经的气血阻滞，促进水液代谢的作用，降痰浊、化瘀血，泄热通腑，故可治疗由于痰浊瘀阻经络而致的高脂血症。

定位 在小腿外侧，外踝尖上 8 寸，胫骨前肌的外缘。犊鼻穴与外踝尖连线的中点。

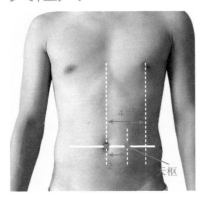

天枢穴 通腑理肠，调经止痛。

天枢穴，大肠之募穴，是阳明脉气所发，主疏调肠腑、理气行滞、消食，是腹部要穴。大量实验和临床验证，针刺或艾灸天枢穴对于改善肠腑功能，消除或减轻肠道功能失常而导致的各种证候具有显著的功效。

定位 脐中旁开 2 寸。乳头直下到肚脐为 4 寸。

四、注意事项

1 高脂血症患者在饮食上应该限制高脂肪的摄入，尽量选择胆固醇含量低的食品，如蔬菜、豆制品、瘦肉等，尤其是多吃含纤维素多的蔬菜。

2 加强体育锻炼，控制体重，戒烟、适量饮酒。

第二节　上班族遇上失眠，你该怎么办

一、什么是失眠

失眠，是以经常不能获得正常睡眠，或入睡困难，或睡眠时间不足，或睡眠不深，严重者彻夜不眠为特征的病证。

二、失眠形成的原因

中医将失眠归因于五脏，不同症状的失眠均因五脏受了损伤。导致失眠的原因很多，总结起来大致有四种：思虑劳倦，内伤心脾，生血之源不足；情志抑郁，肝阳扰动；饮食不节，脾胃不和；体质素弱，心胆虚怯。

三、失眠的治疗

针对上述四种常见类型的失眠，这里介绍几个穴位按摩方法，比吃安眠药更安全，而且效果好。

1 **心脾亏虚：心俞穴、劳宫穴、三阴交穴**

心为君主之官，其位在上，五行属火。当思虑过度、欲望过多时，容易出现心火亢盛、扰动心神，心神不宁导致失眠。此类失眠可取心俞、劳宫、三阴交三穴，分别是膀胱经、心包经和脾经的重要穴位。

心俞穴 宁心安神，宽胸理气，滋阴降火。 🖐 3~5分钟

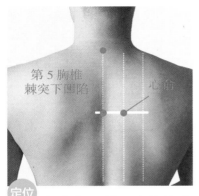

第5胸椎棘突下凹陷 心俞

定位 在背部，第5胸椎棘突下，旁开1.5寸。

【操作方法】

取穴 先找到肩胛下角，平对的是第7胸椎，再往上数2个椎体旁开1.5寸（二横指）即是心俞穴。

推拿 以拇指端按揉，力度以感觉酸胀为度，持续3~5分钟，每天1次。

劳宫穴 醒脑开窍，宽胸理气，清心泻火。 🖐 3~5分钟

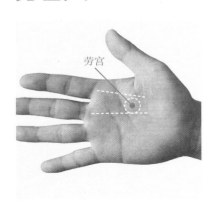

劳宫

【操作方法】

推拿 以拇指端掐揉，力度以感觉酸胀为度，持续3~5分钟，每天1次。

定位 在手掌心，当第2、3掌骨之间偏于第3掌骨，握拳屈指时中指尖处。

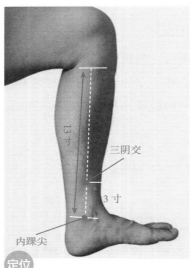

三阴交穴

健脾利湿，宁心安神，
调和肝肾，疏经活络。

3~5分钟

操作方法

取穴 正坐或仰卧位，胫骨内侧面后缘，内踝尖直上四横指处取穴。

推拿 以拇指端按揉，力度以感觉酸胀为度，持续3~5分钟，每天1次。

定位 在小腿内侧，当足内踝尖上3寸，胫骨内侧缘后方。

2 肝阳上扰：肝俞穴、心俞穴

这属于常说的"大动肝火"。生气发怒、情志不畅，导致肝气郁结，久郁化火，肝火上炎，就会带动心火，扰动心神，造成失眠多梦。治疗这类失眠，应从疏肝清心入手。取穴肝俞、心俞。

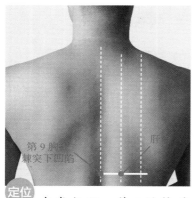

肝俞穴 疏肝利胆，清肝明目，息风定志，活血止痉。

3~5分钟

操作方法

取穴 先找到肩胛下角，平对的是第7胸椎，再往下数2个椎体旁开1.5寸即是肝俞穴。

推拿 以拇指端按揉，力度以感觉酸胀为度，持续3~5分钟，每天1次。

定位 在脊柱区，第9胸椎棘突下，后正中线旁开1.5寸。

心俞穴

宁心安神，宽胸理气，滋阴降火。

 3~5 分钟

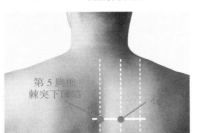

第 5 胸椎
棘突下陷络

定位 在背部，第 5 胸椎棘突下，旁开 1.5 寸。

操作方法

推拿 以拇指端按揉，力度以感觉酸胀为度，持续 3~5 分钟，每天 1 次。

❸ 脾胃不和：内关穴、公孙穴

"胃不和则卧不安"，吃撑引发的失眠，实际上是由于胃气不和造成。胃在心之下，饮食积滞在胃里，胃中胀满不适，导致中上焦气机不畅，进而扰动心神，引发失眠。针对这类情况，可取八脉交会穴——内关和公孙两穴。这两个穴位相搭配，可以起到和胃降逆、宽胸理气的功效。

内关穴

宽胸理气，和胃止呕，疏经止痛，宁心安神。

 3~5 分钟　 10~15 分钟

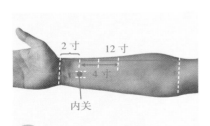

2 寸　　12 寸

4 寸

内关

定位 位于前臂掌侧，腕横纹上 2 寸，掌长肌腱与桡侧腕屈肌腱之间。

操作方法

取穴 腕横纹的中央，往上约三指宽的中央横纹上。

推拿 以拇指端按揉，力度以感觉酸胀为度，持续 3~5 分钟，每天 1 次。

灸法 温和灸法，点燃艾条，距穴位 2~3 厘米处进行悬灸，使局部感觉温热，每次 10~15 分钟，灸至皮肤红晕为度，每天 1 次。

公孙穴

健脾和胃，镇静安神，调理冲脉。

 3~5分钟　 10~15分钟

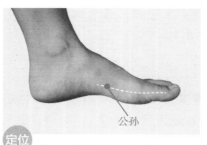

公孙

定位　在足内侧缘，当第1跖骨基底的前下方，赤白肉际处。

〔操作方法〕

取穴　在第1跖趾关节内侧，往后用手推有一弓形骨（足弓），在弓形骨后端下缘可触及一凹陷，按压有酸胀感。

推拿　以拇指端按揉，力度以感觉酸胀为度，持续3~5分钟，每天1次。

灸法　温和灸法，点燃艾条，距穴位2~3厘米处进行悬灸，使局部感觉温热，每次10~15分钟，灸至皮肤红晕为度，每天1次。

④ 心胆气虚：神门穴、丘墟穴

遇事受到惊吓，会造成心胆气虚。心胆气血不足，则心神失养，影响睡眠。治疗这类失眠可以选择心、胆经的原穴——神门、丘墟。可以养心血、安心神，治疗因惊吓导致的失眠。

神门穴

宁心安神。　 3~5分钟　 10~15分钟

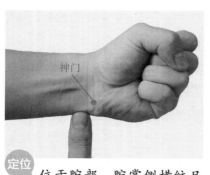

神门

定位　位于腕部，腕掌侧横纹尺侧端，尺侧腕屈肌腱的桡侧处。

〔操作方法〕

取穴　手腕横纹处，从小指延伸下来，到手掌根部末端的凹陷处。

推拿　以拇指端按揉，力度以感觉酸胀为度，持续3~5分钟，每天1次。

灸法　温和灸法，点燃艾条，距穴位2~3厘米处进行悬灸，使局

部感觉温热，每次 10~15 分钟，灸至皮肤红晕为度，每天 1 次。

丘墟穴

疏肝利胆，活血通络，
清热解疟。

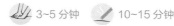 3~5 分钟　　10~15 分钟

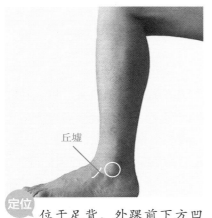

丘墟

定位 位于足背，外踝前下方凹
陷处。

⟨操作方法⟩

推拿　以拇指端按揉，力度以感
觉酸胀为度，持续 3~5 分钟，每
天 1 次。

灸法　温和灸法，点燃艾条，距
穴位 2~3 厘米处进行悬灸，使局
部感觉温热，每次 10~15 分钟，
灸至皮肤红晕为度，每天 1 次。

四、注意事项

1　睡前别玩太久手机，对于现在很多"年轻族"失眠，这条很
重要!

2　睡觉前可以喝杯热牛奶，不要在睡前喝咖啡、绿茶这类会让
大脑兴奋的饮料。

3　入睡前尽量放松，最好洗个热水澡或泡个脚，放松肌肉。

4　可以尝试"478 呼吸法"，即用鼻子吸气 4 秒后，憋气 7 秒，
接着用嘴呼气 8 秒，重复 4 次。但要注意吸气、憋气、呼气
时不要过于专注于数数，否则会令意识更清醒，更难入眠。

第三节　灸走冻疮大军

一、什么是冻疮

冻疮常见于冬季，由于气候寒冷引起的局部皮肤反复红斑、肿胀性损害，严重者可出现水疱、溃疡，病程缓慢，气候转暖后自愈，易复发。发于初冬、早春季节，妇女儿童较为多见。好发于手指、手背、面部、耳郭、足趾、足缘、足跟等处，常两侧分布。表现为局限性、淤血性暗紫红色隆起的水肿性红斑，境界不清，边缘呈鲜红色，表面紧张有光泽，质柔软。痒感明显，遇热后加剧，溃烂后疼痛。

二、冻疮形成的原因

中医认为本病为阳气不达，复感寒冷侵袭，气血运行不畅，经脉阻隔，气血凝滞肌肤；或素体阳虚，气血不足，无以滋养肌表。西医学认为冻疮的发生是由于皮肤在遇到寒冷（0~10℃）、潮湿或冷暖急变时，局部小动脉发生收缩，久之动脉血管麻痹而扩张，静脉淤血，局部血液循环不良而发病。此外，患者自身的皮肤湿度、末梢微血管畸形、自主性神经功能紊乱、营养不良、内分泌障碍等因素也可能参与发病。缺乏运动、手足多汗潮湿、鞋袜过紧及长期户外低温下工作等因素均可致使冻疮的发生。

三、冻疮的治疗

① 艾灸以下穴位 10~15 分钟

合谷穴
镇痛利窍，清热解表，
调经利产，疏经活络。

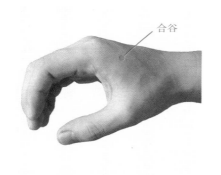

合谷

【操作方法】

取穴 拇、食两指张开，以另一手的拇指关节横纹放在虎口上，当虎口与第 1、2 掌骨结合部连线的中点或者拇、食指合拢，在肌肉的最高处即是。

定位 在手背，第 1、2 掌骨间，当第 2 掌骨桡侧的中点处。

气海穴
升阳补气，益肾调经，
通调二便。

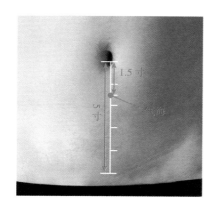

1.5 寸

5 寸

气海

【操作方法】

取穴 用自身手掌食指至小指四指并拢的宽度为 3 寸，先找到肚脐，然后用手比量 3 寸后，再取一半即是气海穴。

定位 肚脐正中直下 1.5 寸处。

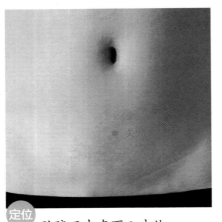

关元穴 升阳举陷，益肾健脾。

〈操作方法〉

取穴 用自身手掌食指至小指四指并拢的宽度为 3 寸，先找到肚脐，然后用手比量 3 寸即是关元穴。

定位 肚脐正中直下 3 寸处。

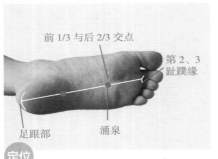

前 1/3 与后 2/3 交点

第 2、3 趾蹼缘

足跟部　涌泉

涌泉穴 醒神开窍，平肝息风，益肾调便，滋阴清热。

〈操作方法〉

取穴 用力弯曲脚趾，脚底凹陷的那个地方就是涌泉穴。

定位 位于足底部，蜷足时足前部凹陷处，约当足底第 2、3 跖趾缝纹头端与足跟连线的前 1/3 与后 2/3 交点上。

② 其他疗法

（1）用新鲜的生姜片涂搽常发冻疮的皮肤，连搽数天，可防止冻疮再生；若冻疮已生，可用鲜姜汁加热熬成糊状，待凉后涂冻疮患处，每日 2 次，连涂 3 天。

（2）将萝卜切片，用电炉或炭火等热源烘软，贴在冻疮患处，继续烘烤，距离与热度感觉舒适为度，过不了几分钟冻疮处有发痒的感觉，直至肿消失。

四、注意事项

① 加强锻炼，促进血液循环。

② 注意营养，提高抗寒能力。

③ 注意保温，不穿过薄、过紧的衣服和鞋袜。

第四节　防治高血压的几个妙招，您忍心错过吗

一、什么是高血压

高血压是指在未使用降压药物，或在静息状态下，动脉收缩压 ≥ 140mm/Hg 和 / 或舒张压 ≥ 90mm/Hg。早期表现为头晕、头痛、颈项板紧、疲劳、心悸等，仅仅会在劳累、精神紧张、情绪波动后发生血压升高，并在休息后恢复正常，严重时会发生神志不清、抽搐，这就属于急进型高血压和高血压危重症。高血压是最常见的慢性病，也是心脑血管病最主要的危险因素。

二、高血压形成的原因

中医认为高血压主要属于"眩晕"范畴，眩晕的发生主要与情志不遂、年老体弱、饮食不节、久病劳倦、跌扑坠损以及感受外邪等因素有关，内生风、痰、瘀、虚，导致风眩内动、清窍不宁或清阳不升，脑窍失养而发。西医学认为高血压的发生与遗传因素、精神

和环境因素、年龄因素、生活习惯因素、药物以及其他疾病等六大因素相关。

三、穴位降压

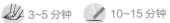

合谷穴　清热解表，疏经活络。

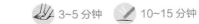

太冲穴　清肝明目，平肝息风，疏肝利胆，疏经活络。

3~5 分钟　　10~15 分钟　　　　3~5 分钟　　10~15 分钟

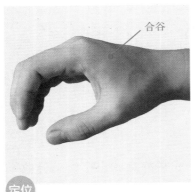

合谷

定位 在手背，第 1、2 掌骨间，当第 2 掌骨桡侧的中点处。

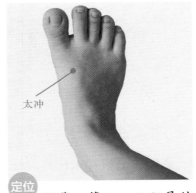

太冲

定位 足背，第 1、2 跖骨结合部之前凹陷中。

【操作方法】

灸法 艾条灸，点燃艾条，放置距皮肤 2~3 厘米处，使局部感觉温热，每次 10~15 分钟，灸至皮肤红晕为度，隔天 1 次。

推拿 拇指点揉法，拇指指端按压穴位作旋转揉动，力度以感觉酸胀为度，持续 3~5 分钟，每天 1 次。

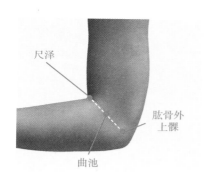

尺泽

肱骨外
上髁

曲池

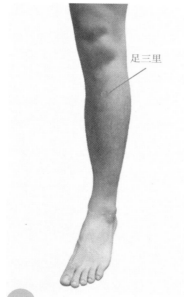

足三里

曲池穴

清热利窍，疏经活络，
祛风凉血，理气通腑。

 3~5 分钟　　 10~15 分钟

定位 　肘横纹外侧端（尺泽）与肱骨外上髁连线的中点。

足三里穴

健脾和胃，疏经活络，祛痰镇静。

 3~5 分钟　　 10~15 分钟

【 操作方法 】

灸法　艾条灸，点燃艾条，放置距皮肤 2~3 厘米处，使局部感觉温热，每次 10~15 分钟，灸至皮肤红晕为度，隔天 1 次。

推拿　拇指点揉法，拇指指端按压穴位作旋转揉动，力度以感觉酸胀为度，持续 3~5 分钟，每天 1 次。

定位 　犊鼻穴下 3 寸，距离胫骨前嵴一横指处。

降压小食方

① 玉米须泡水喝。　② 夏枯草泡茶喝。

③ 糖醋大蒜。　④ 醋泡花生。

第五节　防治冠心病，还有这种方法

一、什么是冠心病

　　冠状动脉粥样硬化性心脏病是冠状动脉血管发生动脉粥样硬化病变而引起血管腔狭窄或阻塞，造成心肌缺血、缺氧或坏死而导致的心脏病，常常被称为"冠心病"。多为发作性绞痛或压榨痛，也可为憋闷感。疼痛从胸骨后或心前区开始，向上放射至左肩、臂，甚至小指和无名指，休息或含服硝酸甘油可缓解。

　　胸痛放散的部位也可涉及颈部、下颌、牙齿、腹部等。胸痛也可出现在安静状态下或夜间，由冠脉痉挛所致，也称变异型心绞痛。

二、冠心病的形成原因

　　中医认为冠心病属于中医"胸痹"范畴，本病的发生多与寒邪内侵、饮食失调、情志失节、劳倦内伤、年迈体虚等因素有关。其病机有虚实之分：实证多为寒凝、气滞、血瘀、痰浊，痹阻心脉；虚证多气虚、阴伤、阳衰、心脉失养所致。西医学认为冠心病常由高血压，血脂异常（总胆固醇过高或低密度脂蛋白胆固醇过高、甘油三酯过高、高密度脂蛋白胆固醇过低）、肥胖、糖尿病，不良生活方式包括吸烟、不合理膳食（高脂肪、高胆固醇、高热量等）、缺少体力活动、过量饮酒，以及社会心理因素所引起。

三、艾灸治疗

 取穴

膻中穴 ✎ 15~20 分钟

止咳平喘，和胃降逆。

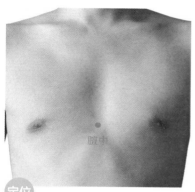

定位 在前正中线上，两乳头连线的中点。

神阙穴 ✎ 15~20 分钟

回阳固脱，健脾利湿。

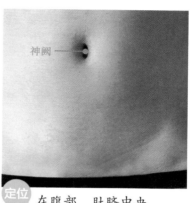

神阙 ——

定位 在腹部，肚脐中央。

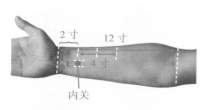

2 寸　　12 寸

4 寸

内关

定位 位于前臂掌侧，腕横纹上 2 寸，掌长肌腱与桡侧腕屈肌腱之间。

内关穴 ✎ 15~20 分钟

宽胸理气，和胃止呕，宁心安神。

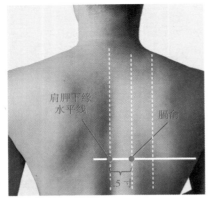

膈俞穴

和胃降逆，养血止血，清热凉血，益气养阴。

 15~20 分钟

定位 在后背，当第 7 胸椎棘突（肩胛下缘水平线正中处）下，后正中线旁开 1.5 寸。

太冲穴

清肝明目，平肝息风，疏肝利胆，疏经活络。

 15~20 分钟

定位 在足背，第 1、2 跖骨结合部之前凹陷处。

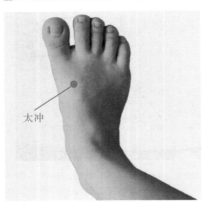

② 操作

艾条悬灸 点燃艾条，距穴位 2~3 厘米处进行悬灸，使局部感觉温热，每次 15~20 分钟，灸至皮肤红晕为度，每天 1 次。

四、注意事项

1 合理膳食，少吃含胆固醇食物，如动物脂肪、内脏及脑等，避免暴饮暴食。

2 禁烟酒，多吃清淡食物如蔬菜、瓜果等，适量食用植物油，劳逸结合。

3 积极治疗引起本病有关的疾病，如高血压，肥胖、高脂血病、糖尿病、肝病等。

第六节　气郁怎么办

一、什么是气郁

人们在生活和工作中总会遇到各种各样的事情，大多数人很难快速地从犹豫、困惑、焦虑或愤怒的消极情绪中摆脱出来。一旦这些消极情绪找不到合适的发泄口排解，长期积累就会引发气郁。气郁的主要表现为心烦失眠，胃脘胀痛连及胸胁、嗳气吐酸，头晕目眩、精神抑郁，咽中梗阻、咳之不出等。

二、气郁的形成原因

中医认为，人体的各种生理活动，以气为动力，推动脏腑气化，输布津液，宣畅血脉，消化水谷。现代的生活节奏快，社会竞争激烈，生活压力较大，加上起居饮食不规律，日久易导致人体气机失调。若情志过极，忧思郁怒，首害气机；肝气郁结，疏泄失常，气机郁滞，气郁由是而成。

三、气郁的治疗

气郁的治疗方法为调肝胆，解气郁。

① 点穴位疏肝郁

太冲穴　清肝明目，平肝息风，疏肝利胆，疏经活络。

期门穴　疏肝解郁，和胃降逆，解郁通乳。

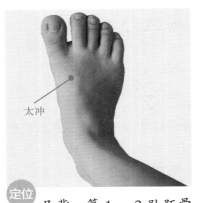

太冲

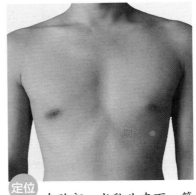

期门

定位　足背，第 1 、 2 趾跖骨结合部之前凹陷中。

定位　在胸部，当乳头直下，第 6 肋间隙，前正中线旁开 4 寸。

〈操作方法〉

找准太冲（或附近最痛点）定位，揉向第1、2趾蹼缘（方向不要反）。简单方便、随时可行，消气散火。

〈操作方法〉

找准期门（或附近最痛点）定位，采用掌根揉法。长期坚持可将痛点揉散。

② 喝花茶顺心气

（1）陈皮薄荷茶

　　组成：陈皮 3 克，薄荷 2 克，冰糖 1 粒。

　　功效：行气解郁止痛（用于乳房胀痛、气郁不舒）。

（2）菊花玫瑰茶

　　组成：菊花 4 粒，玫瑰花 4 粒，枸杞 10 粒。

　　功效：清热降火，疏肝解郁（用于心烦焦躁易怒）。

四、注意事项

1 生活作息规律，建立良好的饮食习惯。

2 适当多参与户外社交活动、体育锻炼，如练习太极拳、八段锦等。

3 调整心态，保持心情舒畅。

第七节 难受想哭的腰腿痛怎么办

一、什么是腰腿痛

腰腿痛是一种临床常见症状，属中医学"痹证"范畴，临床上腰椎间盘突出、腰肌劳损、腰椎管狭窄、第三腰椎横突综合征、梨状肌综合征等疾病均可导致腰腿痛，而现代研究证实老年人的腰腿疼痛多由骨质疏松导致。

二、腰腿痛形成原因

古代著名医家张仲景在他的著作中提出："腰腿证凡悠悠戚戚，屡发不已者，肾之虚也。"意思是，（老年人这种）反复发作的腰腿痛，究其源，乃肾虚也。随着年龄的增长，人体肾气渐衰，肾元气不足，无力推动血液运行，血液在脉管内长期运行较慢，会有不同程度的血瘀，瘀血停留在体内，又进一步损伤正气，影响脏腑的气化功能，这样反复"恶性循环"，机体越来越衰老，因此老人家们就感觉身体越来越差。肾虚、血瘀互相影响，促使了骨质疏松的发生，临床表现出来的就是腰腿痛。

三、腰腿痛的治疗

　　治疗腰腿痛，我们既要治标——"祛瘀"，又要治本——"补肾"。

　　艾灸作为一种常用的安全的外治方法，可避免因长期服用西药而引起的副作用，且其操作简便、花费少，适合长期使用。温灸腰部，旨在温之使其通，通则不痛，通过温热刺激，借助艾叶的性能以起到温经通络、行气活血化瘀、祛寒逐湿的作用。

 艾灸常用穴位

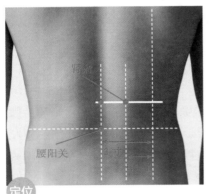

腰阳关

调血固精，强壮腰膝。

🔥 15~20 分钟

肾俞穴

补肾填精。

🔥 15~20 分钟

定位　腰阳关：在腰部，当后正中线上，第 4 腰椎棘突下凹陷中；简易取穴：先摸到髂骨的最顶端（约平第 4 腰椎），后正中线上脊柱与该水平线的交点处即为该穴。

　　肾俞：第 2 腰椎棘突下，旁开 1.5 寸。简易取穴：先由上法找到腰阳关，然后向上数两个棘突，然后在此位置旁开 1.5 寸。的位置，即为该穴。

◀操作方法▶

手持点燃的艾条，距离穴位 2~3 厘米处进行悬灸，使局部感觉温热，每次 15~20 分钟，灸至皮肤微红即止，每日 1~2 次。可适当上下移动，切忌不要烫伤。

环跳穴 祛风通络。 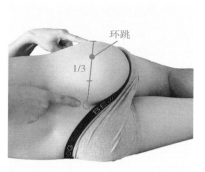 10~15 分钟

定位 在股外侧部，屈髋屈膝股，当股骨大转子最凸点与骶骨裂孔的连线的外 1/3 与中 1/3 交点处。简易取穴：侧卧屈腿，以掌按其大转子，四指并拢朝患者头部，拇指朝向骶骨并屈曲拇指指关节，拇指尖所在处即该穴。(左腿用左手，右腿用右手。)

【操作方法】

手持点燃的艾条，距离穴位 2~3 厘米处进行悬灸，使局部感觉温热，每次 10~15 分钟，灸至皮肤微红即止，每日 1~2 次。可适当上下移动，切忌不要烫伤。

2 中药溻渍

中药溻渍治疗为中医特色疗法，具有热疗和药疗的特点。可以扩张血管促进组织的血液循环，提高代谢率，缓解肌肉痉挛；中药有效成分经皮肤、腧穴等部位，进入经脉血络，输布全身，可以发汗解表、疏通腠理、调气和血。

中药方剂

透骨草 20 克，伸筋草 15 克，麻黄 15 克，桂枝 18 克，白术 15 克，当归 12 克，川芎 12 克，川牛膝 12 克，川断 18 克，花椒 18 克，鸡血藤 18 克，川乌 20 克，草乌 20 克，毛姜 15 克，延胡索 10 克，乳香 12 克，淫羊藿 15 克。

使用方法

将汤药加热，用 20 厘米 ×30 厘米纱布放入中药中浸透，拧干至不滴水，然后放置于患处，外敷保鲜膜，用磁疗灯加热 30~40 分钟，（如若没有磁疗灯，亦可用小太阳替代），每日 2~3 次。

 食物进补

黄豆核桃鸡

材料：鸡肉 750 克，黄豆 50 克，核桃 50 克，葱白、姜末、料酒、食盐、胡椒粉适量。

做法：将鸡肉清洗干净，然后切块备用；黄豆放入清水之中泡软，核桃取核桃仁。将准备好的食材一起放入锅中，加入葱白、姜末以及食盐和料酒，大火烧开之后小火慢炖 2 个小时，加入适量的胡椒粉之后就可以起锅服用了。

功效：具有补肾益精的作用，对于预防骨质疏松也有效果。

杜仲山药汤

材料：杜仲 15 克，续断 15 克，龙骨 300 克，水 2 升，马蹄 3 颗，山药 300 克，蜜枣 2 颗，枸杞 30 粒，盐适量。

做法：龙骨或排骨焯水洗净，马蹄、山药削皮切块，蜜枣、杜仲和枸杞洗净备用。将所有材料除了枸杞都放入汤锅里，加入水。汤锅功能选择老火汤，煲汤时间为 3 小时；如果用普通锅子先大火烧开后转小火煲 2 小时，盖上盖子等着喝老火汤。时间剩最后 20 分钟时放入枸杞，继续盖上盖子直到汤煲好，然后加入适量的盐调味即可食用。

功效：补肾壮骨。

四、注意事项

1 适当进行体育锻炼，可选择散步、易筋经、八段锦、太极拳、五禽戏等运动方式。

2 注意补充钙的摄入，多晒太阳，多食用新鲜的蔬菜水果。

3 平时应注意关节的保暖，避免风寒湿邪的侵袭。

4 平时常用两手掌根部揉擦腰部，早晚各1次，可减轻和防止腰痛。

第八节　反复感冒如何是好？教您三招搞定

一、什么是感冒

感冒是因感受外邪所致，以鼻塞、流涕、喷嚏、咳嗽、头痛、恶寒、发热、全身不适等为临床特征的病症。

二、感冒形成原因

一是感受外邪。风、寒、暑、湿、燥、火（热）是中医六种具体的外感病邪，而感冒多由于感受风邪，兼夹他邪（夏季则多夹暑湿，秋季多夹燥邪，深秋及冬季多夹寒邪）所致，这种感冒中医称之为"伤风"；若在一个时期内广泛流行，病情严重、症状类似，则称为"时行感冒"，即西医学中的流行性感冒。

二是正气虚弱。外邪（风寒暑湿燥火）侵袭人体，是否引发感冒，关键在于正气的强弱，这就是为什么天气骤降或者外出淋了大雨，有些人会感冒，而有些人却无任何不适。过度疲劳或者平素体弱多病的人群，生活起居稍不谨慎，吹风着凉就容易感邪而发病，临床表现为"体虚感冒"，这也是我们要讨论的主题。

三、感冒的治疗

中医认为易患感冒、流感、咳嗽气喘等呼吸系统疾病者，是由于肺气不足，卫外、固护、抗御外邪功能失调，所以容易被外邪所伤。针对总是感冒的体虚人群，应该补益固护正气，从而预防感冒反复发生。

第一招：艾灸疗法

艾灸通过温热刺激和艾叶的药理作用，作用于人体相关穴位，能够增强脏腑功能，提高机体免疫力，达到防病保健的作用。

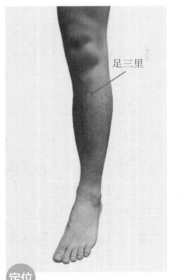

足三里

定位 在小腿前外侧，当犊鼻穴下3寸（四横指），距胫骨前缘外侧一横指。

足三里穴 🔥 10~15分钟

健脾和胃，疏经活络，祛痰镇静，消痈止痛，强壮保健。

◀ 操作方法 ▶

简便取穴 用自己的掌心盖住自己的膝盖骨，五指朝下，中指尽处便是此穴。

灸法 手持点燃的艾条，距离穴位2~3厘米处进行悬灸，使局部感觉温热，每次10~15分钟，灸至皮肤微红即止，每日1~2次。可适当上下移动，切忌不要烫伤。

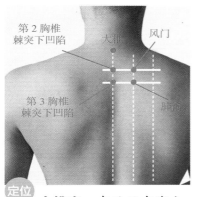

第 2 胸椎
棘突下凹陷

大椎　风门

第 3 胸椎
棘突下凹陷　　肺俞

定位　**大椎穴**：在后正中线上，第 7 颈椎棘突下凹陷中。

风门穴：第 2 胸椎棘突下，旁开 1.5 寸。

肺俞穴：第 3 胸椎棘突下，旁开 1.5 寸，即风门下。

大椎穴　✏ 15~20 分钟

解表退热，清热凉血。

风门穴　✏ 15~20 分钟

疏风解表，疏经活络。

肺俞穴　✏ 15~20 分钟

宣肺理气，滋阴清热，祛风止痒。

【操作方法】

灸法　手持点燃的艾条，距离穴位 2~3 厘米处进行悬灸，使局部感觉温热，每次 15~20 分钟，灸至皮肤微红即止，每日 1~2 次。可适当上下移动，切忌不要烫伤。

第二招：药膳调理

补虚正气粥

适用人群：劳倦内伤、五脏虚衰、年老体弱、久病羸瘦、心慌气短、体虚自汗、慢性泄泻等一切气衰血虚之证。

原料：黄芪 30 克，人参 10 克，粳米 90 克，白糖适量。

做法：将黄芪、人参切片，用凉水浸泡半小时，入砂锅煎沸，煎出浓汁后将汁取出，再在参、芪锅中加入冷水如上法再煎并取汁，将两次药汁合并。将药汁合并后分成两份，早晚各用一份，同粳米加水煮粥，粥成后入白糖调味。

用法用量：每日早晚餐空腹食用，3~5 天为 1 个疗程，隔 2~3 天可续服。

第三招：锻炼身体

运动强度

专家研究指出，每天运动 30~45 分钟，每周 3~5 次，持续 12 周后，免疫细胞数目会增加，抵抗力也相对增加。同时要注意控制运动强度，不宜过大。通常运动结束时，每分钟脉搏数为 170 减去自己的年龄是安全的运动强度，没有手表时，运动后有微汗也可以。

运动方式

选择一些简便易行、安全和持久的运动方式，应选择以有氧运动为主的项目，如健步走、慢跑、跳绳、骑车、太极拳、游泳等。在快走或慢跑中，可以刻意加强呼吸锻炼，主动深呼吸，用力越大摄入的空气越多，可以增强肺部的通气量，对肺部健康有着重要的意义。

四、注意事项

① 平时注意保暖、避风寒。
② 戒除烟酒等嗜好，规律作息，饮食有节。

第九节 鼻炎：健脾益气固肺卫，升清化湿通鼻窍

一、什么是鼻炎

鼻炎是鼻腔炎性疾病，是鼻腔黏膜的炎症。其主要病理改变是鼻腔黏膜充血、肿胀、渗出、增生、萎缩或坏死等。中医将本病归于"鼻鼽"范畴。

二、鼻炎形成原因

中医学认为，肺为气之主，五行属金，秋季与肺相应，秋天燥邪易伤肺，肺主皮毛（皮肤、毛孔）且开窍于鼻。故鼻鼽的原因主要是：脏腑功能失调，邪气伤及肺卫。肺气虚弱，卫表不固，风寒乘虚而入，犯及鼻窍，邪正相搏，肺气不畅，遂致喷嚏流清涕。根据五行相生，脾土生肺金，母病及子，脾虚则肺虚。因此鼻鼽的病变在肺，但其病理变化与脾脏有一定关系。

三、艾灸治疗

虚则补之，培补肺脾。治疗鼻炎应健脾益气，升清化湿。艾灸调补正气，行气化湿的功效使其成为最佳治疗方式。

迎香穴 10~15分钟

通利鼻窍，散风通络。

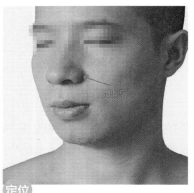

定位 属大肠经穴位。在鼻翼外缘中点旁，当鼻唇沟中。（大肠经与肺经相表里，表里经取穴治疗病症。）

肺俞穴 10~15分钟

宣肺理气，滋阴清热，祛风止痒。

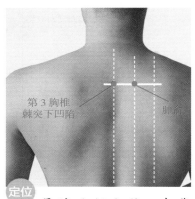

第3胸椎棘突下凹陷

肺俞

定位 属膀胱经穴位。在背部，当第3胸椎棘突下，旁开1.5寸。（背部俞穴是脏腑之气输注部位，可治疗相关脏腑病症。）

脾俞穴 健脾利湿，疏经活络。 10~15分钟

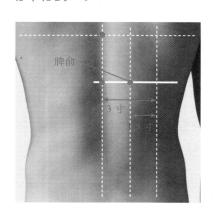

脾俞

3寸

1.5寸

定位 属膀胱经穴位。在背部，当第11胸椎棘突下旁开1.5寸。

◀操作方法▶

灸法 手持点燃的艾条，距离穴位2~3厘米处进行悬灸，使局部感觉温热，每次10~15分钟，灸至皮肤微红即止。可适当上下移动，切记不要烫伤。

四、注意事项

1 寻找并避免接触过敏原。

2 忌吸烟，适当锻炼，规律作息，以增强体质。

3 避免受寒，注意保暖。

第十节 灸法，让你告别老寒腿

一、什么是老寒腿？

"老寒腿"是民间的叫法，西医学称其为膝关节骨性关节炎。中医认为，老寒腿属"痹证"的范畴，以腿部关节疼痛，遇寒则甚，喜暖畏寒等为特点。研究表明，老寒腿有向年轻化方向发展的趋势。

二、老寒腿形成原因

膝关节是人体最大的关节，几乎承受着全身的重量。负担重、活动大，关节软骨容易被磨损、破坏。人上了年纪，又常伴有高血脂，下肢动脉硬化斑块在动脉内壁上逐渐形成，向血管内增生、突起；随着斑块不断扩大和继发血栓，使血管变得狭窄，血流速度减慢，血流量减少。当狭窄达到一定程度，甚至使管腔闭塞，则供给下肢的血液不能满足需要，就会出现缺血而使下肢尤感寒冷。

《素问·痹论》说："风寒湿三气杂至，合而为痹。"故中医认为，老寒腿主要是由于寒邪侵袭人体而发病，也挟风邪、湿邪，痹阻于经络使经络不通，不通则痛，引起腿部关节疼痛，天气越冷就越痛。

三、艾灸治疗

艾叶性温，能除寒湿。清代吴仪洛在《本草从新》中说："艾叶苦辛，生温熟热，纯阳之性，能回垂绝之亡阳，通十二经，走三阴，理气血，逐寒湿，暖子宫，止诸血，温中开郁，调经安胎……以之艾火，能透诸经而除百病。"艾叶易燃，火力温和而渗透力强，通过刺激皮肤感受器，激发调整机体相关系统的功能。故灸法可以把一些深度的寒邪灸出来，可用于防治老寒腿。

阳陵泉穴 10~15分钟

疏肝利胆，通络止痛，息风止痉。

血海 调经统血，清热凉血。

 10~15分钟

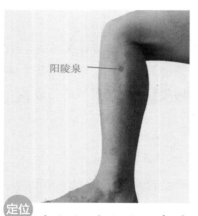

血海

定位 为胆经的穴位，在膝关节外侧腓骨小头前下方凹陷处。

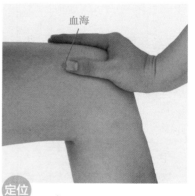

定位 为在大腿前区，髌底内侧端上2寸，股内侧肌隆起处。操作方法处加一个取穴方法 手拇指和其余四指分开，指尖向上，手掌包住对侧膝盖，拇指向下压，有凹陷，即血海穴位置。

【操作方法】

灸法 手持点燃的艾条对准穴位，距穴位2~3厘米处进行悬灸，使局部感觉温热，每次10~15分钟，灸至皮肤红晕为度，每天1次。可以适当上下移动，注意不要烫伤。

足三里穴

健脾和胃，疏经活络，祛痰镇静，消痈止痛，强壮保健。

 15~20 分钟

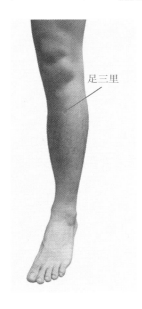

足三里

定位 在小腿前外侧，当犊鼻穴下 3 寸，距胫骨前缘外开一横指（中指）。简便取穴法：用自己的掌心盖住自己的膝盖骨，五指朝下，中指尽处便是此穴。

〖操作方法〗

灸法 手持点燃的艾条对准穴位，距穴位 2~3 厘米处进行悬灸，使局部感觉温热，每次 15~20 分钟，灸至皮肤红晕为度，每天 1 次。可以适当上下移动，注意不要烫伤。

另外，常灸足三里，不但能使消化系统功能旺盛，增加人体对营养物质的吸收，以濡养全身，亦可收到防病治病、抗衰防老的效果。

四、注意事项

① 防治老寒腿，要做好下肢保暖。居室内要温暖，衣物被褥要常晒防潮；降温、天气转冷时，及时增添衣裤被褥；尤其要注意膝关节的防寒保暖，冬季外出时最好使用保暖护膝。

② 适当锻炼，保持健壮的身体对预防老寒腿很有必要。最好选择打太极拳、慢跑、散步等运动方式，活动量以身体舒服、微有汗出为度，贵在持之以恒。也可以选择扎马步、站桩锻炼膝关节。

第十一节 前列腺，男人的"生命线"

一、什么是前列腺炎

前列腺炎是一种困扰许多男性的常见泌尿系统疾病，患者往往由于羞于治疗而延误病情，最后因病程日久而给患者带来诸多痛苦和烦恼，严重影响患者的生活质量。该病常见于50岁以下男性，且发病年龄逐渐呈年轻化方向发展，是广大男性朋友不容小觑的疾病。其主要临床表现有尿频、尿急、尿不尽、尿浊、滑精、性功能障碍、精痛、尿闭等。

二、前列腺炎形成原因

《临证指南医案》指出：男性"溺与精同门异路"，并提出"精道"与"水道"的概念；精道开时水道闭，水道开时精道闭。正常情况下，健康男性能很好的控制精道和水道的开闭，尿液和精华都不会随意流出。小便之时，水道开通，精道仍关闭，所以尿液流出来，精液流不出；而在精液需要流出时，水道则会闭合，精道开通，精液流出，尿液流不出。前列腺是控制精道和水道的开关，一旦对精道和水道控制不佳，则会出现各种各样的症状。

三、前列腺炎的治疗

1 艾灸常用穴位

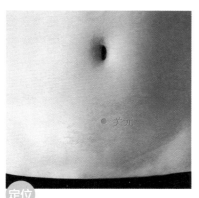

定位 下腹部，前正中线上，肚脐下 3 寸。

关元穴 ✎ 10~15 分钟

升阳举陷，益肾调经，通利小便。

【操作方法】

取穴 肚脐直下四横指。

灸法 手持点燃的艾条，距离穴位 2~3 厘米处进行悬灸，使局部感觉温热，每次 10~15 分钟，灸至皮肤微红即止，每日 1 次。

中极穴 ✎ 10~15 分钟

通利小便，益肾调经。

【操作方法】

取穴 大拇指横放为 1 寸，找到关元穴后，再直下 1 寸。

灸法 手持点燃的艾条，距离穴位 2~3 厘米处进行悬灸，使局部感觉温热。可适当上下移动，切忌不要烫伤。

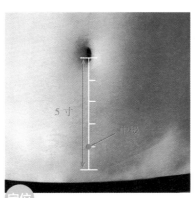

定位 下腹部，前正中线上，肚脐下 4 寸。

太冲穴 清肝明目，平肝息风，疏肝利胆。 10~15分钟

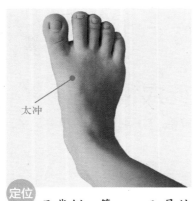

太冲

定位 足背侧，第1、2跖骨结合部之前方凹陷处。

【操作方法】

取穴 足背侧，足第1、2趾跖间相连接之缝纹头上两横指处。

灸法 手持点燃的艾条，距离穴位2~3厘米处进行悬灸，使局部感觉温热，每次10~15分钟，灸至皮肤微红即止，每日1次。可适当上下移动，切忌不要烫伤。

2 食疗法

山药栗子粥

　　材料：山药、栗子、大枣、粳米。

　　做法：栗子去壳后，与山药、大枣、粳米同煮成粥。

四、注意事项

1 饮食清淡，忌食辣椒，适当多吃些苹果、番茄等清淡食物，多喝水。

2 拒绝久坐不动，适度锻炼身体，规律的性生活，避免经常憋尿、熬夜。

3 戒除烟酒嗜好。

4 保持良好的心情。

第十二节 夏日炎炎，
空调吹多了小心骨关节炎

一、什么是骨关节炎

骨关节炎是一种退行性病变，又称骨关节病、退行性关节炎、老年性关节炎、肥大性关节炎等。临床多表现为缓慢发展的关节疼痛、压痛、僵硬、关节肿胀、活动受限和关节畸形等。

二、骨关节炎形成原因

骨关节炎是由于增龄、肥胖、劳损、创伤、关节先天性异常、关节畸形等因素，引起关节软骨退化损伤、关节边缘和软骨下骨反应性增生的疾病。

三、骨关节炎的治疗

疼痛剧烈时，消炎镇痛药物可减轻或控制症状，但应在评估风险因素后慎重使用，且不宜长期服用；服用软骨保护剂如硫酸氨基葡萄糖具有缓解症状和改善功能的作用，同时长期服用可以延迟疾病的结构性进展。但是药物的使用，应在专科医师的指导下服用。

骨关节炎患者不仅需要药物的帮助，更多的是需要生活上的调护。首先需要注意的是减少关节的负重和过度的大幅度活动，以延缓病变的进程。肥胖患者应减轻体重，减少关节的负荷。下肢关节有病变时，可使用拐杖或手杖，以减轻关节的负担。其次，理疗及适当的锻炼可保持关节的活动范围，必要时可使用夹板支具及手杖等，对控制急性期症状有一定的帮助。第三，对晚期患者，在全身情况能耐受手术的条件下，可行人工关节置换术，这是目前公认的消除疼痛、矫正畸形、改善功能的有效方法，可以大大提高患者的生活质量。

在骨关节炎的非急性期，可以适当地按摩、艾灸穴位，三伏天还可以在相应穴位上敷贴调理机体，达到活血通络止痛的功效。

1 艾灸治疗

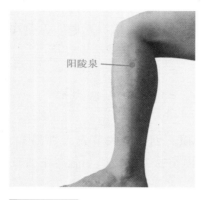

阳陵泉

阳陵泉穴 🛐 20~30 分钟

疏肝利胆，通络止痛，息风止痉。

定位 在膝关节外侧腓骨小头前下方凹陷处。

操作方法

灸法 用艾条对准穴位施灸，每日 1 次，每次 20~30 分钟，以皮肤红润为度。

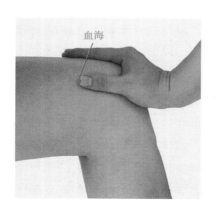

血海

血海穴 🛐 20~30 分钟

调经统血，清热凉血。

定位 在大腿前区，髌底内侧端上2 寸，股内侧肌隆起处。

足三里穴 20~30分钟

健脾和胃，疏经活络，祛痰镇静，消痈止痛，强壮保健。

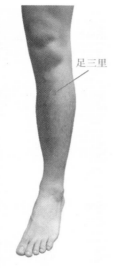

足三里

定位 位于犊鼻穴下3寸（四横指），距胫骨前缘外开一横指。

梁丘

20~30分钟

和胃止痛，疏经活络，宽胸通乳。

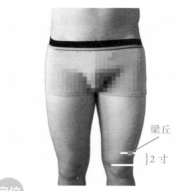

梁丘

2寸

定位 于大腿前面，髌骨底外侧上2寸肌肉隆起处。

【操作方法】

灸法 用艾条对准穴位施灸，可选上述穴位，每日1次，每次20~30分钟，以皮肤红润为度。

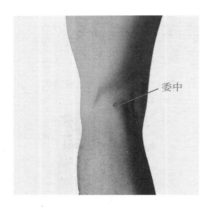

委中 20~30 分钟

疏经活络，通调胃肠，
利水通淋，凉血解毒。

定位 于人体的腘横纹中点，当股
二头肌腱与半腱肌肌腱的中间。

〔操作方法〕

取穴 本穴位于膝关节后侧腘窝处，在腿屈曲时腘窝横纹的中点，按时
有酸胀感。

灸法 用艾条对准穴位施灸，可选上述穴位，每日 1 次，每次 20~30
分钟，以皮肤红润为度。

2 食疗法

1. 三七丹参粥

用法：三七 10~15 克，丹参 15~20 克，鸡血藤 30 克洗净，加
入适量清水煎煮取浓汁，再把粳米 300 克加水煮粥，待粥将成时加
入药汁，共煮片刻即成。每次随意食用，每日 1 剂。

功效：活血化瘀，通络止痛。主治瘀血内阻、经脉不利的关节
疼痛。

2. 猪肾粥

用法：取猪肾 1 对洗净切片，人参 6 克、核桃肉 10 克与粳米
200 克加适量水共煮成粥，适量服用，每日 1 剂。

功效：祛风除湿，补益肾气。主治膝关节炎，证属肾气不足者。

3. 老桑枝煲鸡

用法：老桑枝 60 克，雌鸡 1 只约 500 克，加水适量煲汤，用食盐少许调味，喝汤吃肉。

功效：温经散寒，清热除湿。主治风湿骨痛。

❸ 运动锻炼

虽然骨关节炎是一种长期的磨损、退化性疾病，但是并不表示不能运动。相反，适当的运动不仅能防止肌肉萎缩、延缓关节退变的进展，而且对"三高（高血压、高血脂、高血糖）"及心、脑血管疾病等老年病也具有一定的防治作用。这些运动包括关节活动范围锻炼、肌肉拉伸运动、耐力锻炼，例如游泳，其特点是负重轻，又可以活动关节。骨关节炎不是不能运动，而是要适当适度的运动。

四、注意事项

❶　骨关节炎急性期、关节肿胀等情况下需要限制活动。

❷　高强度的负重锻炼对关节不利，具体包括爬山、爬楼、蹲起、拎重物等。

第十三节　让"低头族"告别颈椎病

随着办公电子化、手机智能化，越来越多的人，尤其是年轻人成为了"低头族"，而"低头族"们出现颈椎病，特别是椎动脉型颈椎病的概率也逐渐增多。

一、何谓"低头族"

"低头族"以年轻人为主。首都师范大学心理咨询中心提供的一项调查显示：77% 的人每天开机 12 小时以上，33.55% 的人 24 小时开机，65% 的人表示"如果手机不在身边会有些焦虑"。因为长时间的低头使用手机、电脑等电子产品，低头族们出现了许多的健康问题，而颈椎病就是其常见的疾病之一，特别是椎动脉型颈椎病。

二、什么是颈椎病

颈椎病是指颈椎椎间盘组织退行性改变及其继发病理改变累及其周围组织结构，并出现与影像学改变相应的临床表现者，椎动脉型颈椎病主要指椎动脉受压迫或刺激而引起其供血不足所产生的一系列症状，如眩晕、颈部疼痛，恶心呕吐、猝然摔倒、视物不清、持物落地等。

三、颈椎病的病因病机

颈椎病所表现的一系列症状，如颈部疼痛、颈部活动受限、眩晕、恶心、呕吐、耳鸣耳聋、视力障碍等，属于中医"痹证、项强、眩晕"等范畴；"低头族"由于持续低头看电子屏幕，造成颈部及视觉疲劳。

由此产生的视觉疲劳可归属于中医"五劳"中的"久视伤血"，即指人长时间用眼视物，导致人体血的损伤，出现双眼疲劳、视力下降。中医理论认为，肝脏的经脉联系于目，人的视力又有赖于肝气疏泄和肝血濡养，故有"肝开窍于双目""目受血而能视"之说。因此，眼睛过度疲劳会伤肝经而影响血的调节。

由此可知"低头族"产生的椎动脉型颈椎病的基本病机是肝血亏虚，不能荣养经脉，虚阳上扰清窍。

四、颈椎病的治疗

由于"低头族"颈椎病多是由于肝血亏虚，不能濡养经脉所致，所以中医的治疗方法是以调肝养血，荣养经脉为主。常用的穴位为膈俞穴、肝俞穴。

膈俞穴 3~5分钟

和胃降逆，养血止血，
清热凉血，益气养阴。

肝俞穴 3~5分钟

疏肝利胆，清肝明目，
息风定志，活血止痉。

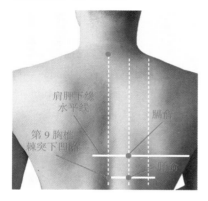

肩胛下缘
水平线

膈俞

第9胸椎
棘突下四脊

肝俞

定位 　膈俞穴：在后背，当第 7 胸椎棘突（肩胛下缘水平线正中处）下，后正中线旁开 1.5 寸。

肝俞穴：在背部，当第 9 胸椎棘突下，旁开 1.5 寸。

【操作方法】

推拿　穴位按摩，以食指于穴位处揉按，力度适中，轻压痛即可，每次 3~5 分钟。

五、注意事项

"低头族"颈椎病患者还应注意避免颈部受凉而颈部肌肉僵硬，选用软硬及高度适宜的枕头以改善局部供血，不建议做"米字操"，以免加重症状。

第十四节　腰酸背痛不要怕

一、什么是腰酸背痛

腰酸背痛作为一种常见的亚健康形式，严重影响着人们的生活质量，尤其是老年人患腰背疼痛，更是痛苦难堪。一提起腰酸背痛我们首先想到的就是老年人，人老了，难免会这样，但是现在腰酸背痛已经不是老年人的专利了，很多年轻的朋友也会出现这种情况，那么到底什么原因导致的呢？

二、腰酸背痛的病因病机

① 先天不足

有的人先天禀赋不足，加上现在很多职业都需要久站或久坐，长时间下来导致肌肉过度疲劳；或久病体虚；或年老体衰；或房室不节；以致肾精亏损，"腰府"失养而发生腰痛。

② 外邪侵袭

还有的人因为居处潮湿，或劳作汗出吹风，衣着单薄，或冒雨着凉，或暑夏贪凉；以致"腰府"没有得到很好的保护，风寒湿热之邪乘虚侵入，阻滞经脉，气血运行不畅而发生腰痛。湿性黏滞，所以感受外邪多离不开湿邪为患。

③ 跌仆闪挫

很多外伤也会导致腰痛，如举重抬物或暴力扭转，坠堕跌打，或体位不正，用力不当，屏气闪挫，导致腰部经络气血运行不畅，气血阻滞不通，瘀滞留着而发生疼痛。

三、艾灸治疗

委中穴 20~30 分钟

疏经活络，利水通淋。

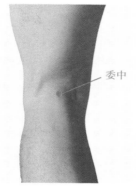

委中

定位　在腘横纹中点，当股二头肌腱与半腱肌肌腱的中间。

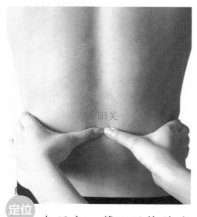

腰阳关

定位　在腰部，第 4 腰椎棘突下陷中。

肾俞穴 20~30 分钟

补肾填精。

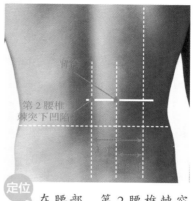

肾俞

第 2 腰椎棘突下凹陷

3 寸

定位　在腰部，第 2 腰椎棘突下，旁开 1.5 寸处。

腰阳关 20~30 分钟

调血固精，壮腰健膝。

操作方法

　灸法　用艾条或艾盒对准穴位施灸，可选 1~2 个穴位，每日 1 次，每次 20~30 分钟，以皮肤红润为度。

四、注意事项

艾灸时应注意艾条温度与艾灸时间，以免烫伤。艾灸后宜多喝温水，当日避免剧烈运动。

第十五节　再见吧，糖尿病

对于糖尿病，你知道吗？ WHO 调查显示，糖尿病患病人数最多的国家分别是印度、中国和美国。目前中国糖尿病患病人数已超过 9200 万，因此，积极治疗和控制糖尿病的发病率，已经刻不容缓。

何为糖尿病？

糖尿病是内分泌系统的一种常见的新陈代谢障碍性疾病，属于中医的"消渴"范畴。其发病机制为胰岛素的绝对或相对不足，导致糖代谢的紊乱，使血糖、尿糖过高，进而导致脂肪和蛋白质代谢的紊乱。临床上常将其分为糖尿病 1 型（胰岛素依赖性型）和糖尿病 2 型（非胰岛素依赖性）。

一、糖尿病常表现的症状

① 你的尿液会莫名其妙受到一些小动物比如蚂蚁的青睐。

② 你会突然在一段时间小便频繁。

③ 你会突然在一段时间很喜欢喝水、很想要吃饭。

④ 你会发现，你明明能吃能喝，可是你的体重却急剧下降。

⑤ 相关检查中，空腹血糖 $\geqslant$ 7.0mmol/L，餐后 2 小时血糖 $\geqslant$ 11.1mmol/L，尿糖阳性。

二、穴位保健

脾俞穴 ✎ 15~20 分钟

健脾利湿，疏经活络。

肾俞穴 ✎ 15~20 分钟

补肾填精。

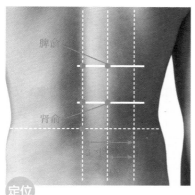

定位 **脾俞穴：** 在背部，当第 11 胸椎棘突下，后正中线旁开 1.5 寸。

肾俞穴： 在腰部，当第 2 腰椎棘突下，后正中线旁开 1.5 寸。

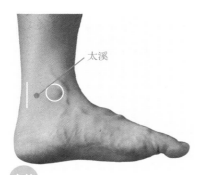

定位 脚的内踝与跟腱之间的凹陷处。

三阴交 ✎ 15~20 分钟

健脾利湿，宁心安神，调和肝肾，疏经活络。

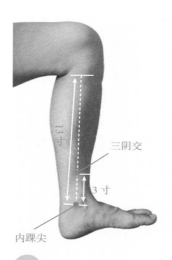

定位 小腿内侧，当足内踝尖上 3 寸，胫骨内侧缘后方。

太溪穴 ✎ 15~20 分钟

补肾益气，滋阴利窍，益肾纳气，调和肝肾。

【操作方法】

灸法 点燃艾条，对准穴位距离 1~2 厘米，使局部感觉温热，每天 1 次，每次 15~20 分钟，灸至皮肤红晕为度。

三、日常调护

1 补充能量

一般来说，三大营养素中蛋白质（以各种奶制品、鸡蛋、瘦肉为主）应占总热量的 10%~15%，糖类（碳水化合物）占总热量的 55%~60%，脂肪（以肥肉、各种油为主）占总热量的 25%~30%。糖尿病的患者尽量少吃甜品、油炸食物，多吃粗粮、优质蛋白如鱼肉蛋类和蔬菜。

2 维生素

维生素和微量元素摄入应与正常人相同，合理的平衡膳食一般不会引起微量元素的缺乏。

3 少食多餐

"少食多餐"原则，是饮食治疗中最为重要的一条。一般来说，大多数患者可一日三餐，少数患者结合病情需要可考虑在上午、中午及睡前加餐，记住每餐尽量少食即可。

4 充足睡眠

睡眠一定要充足尽量是按时起床和睡觉，千万不要熬夜；每天坚持做些运动，如慢跑等有氧运动，至少要半个小时，以出微汗为佳。

第十六节　不容小觑的老年便秘

随着生活水平的不断提高及社会的发展，城市人口老龄化越来越严重，伴随着饮食结构的变化及精神心理和社会因素的影响，老年人患便秘的发病率呈上升趋势。老年便秘的病因多元化，病情复杂，病程较长，日益成为一个社会问题，严重影响着老年人的生活质量。

一、什么是老年便秘

便秘是指由于大肠传导功能失常导致的以大便排出困难、排便时间或排便间隔时期延长为临床特征的一种大肠病证。由于老年人胃肠功能减弱等原因，导致便秘在老年人群中十分普遍。

二、老年便秘的四大原因

1 老年人食量减少，且牙齿脱落，喜吃低渣精细食物，缺乏膳食纤维，使粪便量减少，在肠内运动缓慢。

2 体力活动明显减少，尤其是因病卧床或坐轮椅的患者，因缺乏运动性刺激而无法推动粪便运动。

3 老年人胃肠道分泌的消化量减少，胃肠的张力及蠕动能力减弱，腹腔和盆底肌肉缺乏收缩力，肛门内外括约肌肌力减弱，胃结肠反射减弱，直肠敏感性下降，导致食物在肠内停留时间过长，水分被过度吸收而引发便秘。

4 有些老年人没有养成良好的定时排便习惯，经常忽略正常的便意，使排便反射受到抑制而导致便秘。

三、穴位治疗便秘

既然老年便秘危害如此大，那么积极开展对老年便秘的正确、规范、合理的治疗有非常重要的意义。穴位按摩治疗老年便秘，操作简单、疗效肯定，副作用少，值得推广应用。

中脘穴 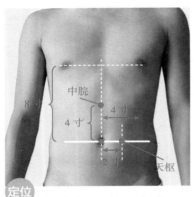 2分钟

健脾和胃，宁心安神，疏肝利胆。

天枢穴 2分钟

通腑理肠，调经止痛。

三阴交穴 2分钟

健脾利湿，宁心安神，
调和肝肾，疏经活络。

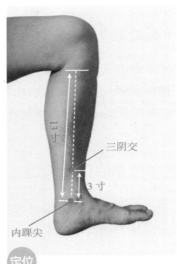

定位 **中脘穴**：前正中线上，脐上4寸。

天枢穴：在腹中部，脐中旁开2寸。

定位 在小腿内侧，当足内踝尖上3寸，胫骨内侧缘后方。

〈操作方法〉

推拿 指尖按揉，每穴2分钟。另外可顺时针摩腹，时间5~10分钟。

06 | 第六章
节气养生有高招

第一节　节气总论

节气小常识

　　二十四节气，指二十四时节和气候，是根据一年内太阳在黄道上的位置变化而引起的地面气候演变，将一年次序分为二十四段。春秋时期定出仲春、仲夏、仲秋和仲冬四个节气，秦汉年间公元前

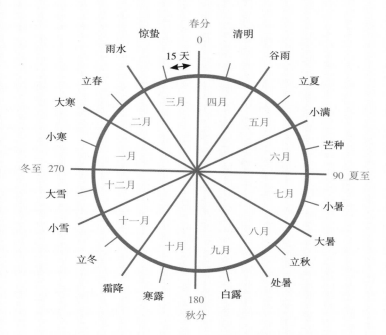

104 年，由邓平等制定的《太初历》，正式把二十四节气订于历法，至此二十四节气完全确立。

太阳从黄经零度起，沿黄经每运行 15 度所经历的时日称为"一个节气"。每年运行 360 度，共经历 24 个节气，每月 2 个。在月首的叫"节气"，即：立春、惊蛰、清明、立夏、芒种、小暑、立秋、白露、寒露、立冬、大雪和小寒，共 12 个。在月中的叫"中气"，即：雨水、春分、谷雨、小满、夏至、大暑、处暑、秋分、霜降、小雪、冬至和大寒，共 12 个。"节气"和"中气"交替出现，各历时 15 天。现在把"节气"和"中气"统称为"节气"。

"立"是开始的意思。立春、立夏、立秋、立冬合称为"四立"，表示四个节气的开始，在每年公历的 2 月 4 日、5 月 5 日、8 月 7 日和 11 月 7 日前后。"四立"是天文季节的开始，气候一般还在上一季节，如立春黄河流域仍在隆冬。

"至"是意极、最的意思。夏至、冬至合称为"二至"，表示夏天和冬天的到来，在每年公历的 6 月 21 日和 12 月 22 日前后。夏至，太阳直射北纬 23.5 度，黄经 90 度，北半球白昼最长。冬至，太阳直射南纬 23.5 度，黄经 270 度，北半球白昼最短。

"分"是平分的意思。春分、秋分合称为"二分"，表示昼夜长短相等，在每年公历的 3 月 20 日和 9 月 23 日左右。春分、秋分，太阳直射赤道上，黄经分别为 0 度、180 度，昼夜相等。

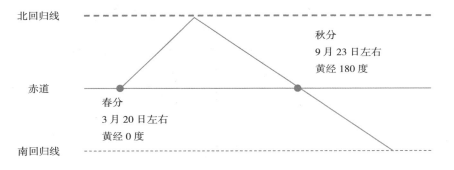

二十四节气与中医经络养生

二十四节气是我国劳动人民独创的文化遗产，也是我国古代天文和气候科学的伟大成就，既反映季节的变化，指导农事活动，也是指导人们养生保健的"秘籍"。中医学认为，人与自然界是统一的整体，人的生命活动与二十四节气关系紧密，二十四节气的变化会引起人的生理和心理功能不断发生更替，二十四节气养生是中医"治未病"思想和"天人相应"思想的体现。

经络是脏腑相互联系的重要通道，经络不通畅，脏腑失去正常联络，脏腑的功能不能正常发挥，则气血阴阳失调失和，便会影响健康、伤害形体，这是疾病产生的常见原因和内在依据。《素问·灵兰秘典论》："使道闭塞而不通，形乃大伤。"这里所说的十二脏相使的"使道"就是经络。经络运行气血，强调气血运行流畅对人体健康长寿的重要性。腧穴分布在经脉循行线上，经脉是运行气血的通道，气血是人生命物质的基础。

人体的经络气血是受"天序"阴阳变动之气影响的，正如《素问·四时刺逆从论》所述："春者，天气始开，地气始泄，冻解冰释，水行经通，故人气在脉。夏者，经满气溢，人孙络受血，皮肤充实。长夏者，经络皆盛，内溢肌中。秋者，天气始收，腠理闭塞，皮肤引急。冬者盖藏，血气在中，内著骨髓，通于五脏。"描述了自然界时令节气的变化与人体的经气盛衰的关系。此时依据经气盛衰的变化特点以调和经气，平衡阴阳，扶助正气。如果我们能预知可能出现的问题，防患于未然，在时令节气阴阳转化节律变动剧烈，但疾病还未出现之时，及时在相应的腧穴上应用适宜的刺激，通过机体内在的经络网络，在不同层次全面激发机体自身内在的整体调节能力，使机体在新的层次上达到新的阴阳平衡，从而达到防治疾病的目的。因此，根据十二经脉应于四时的规律，顺应二十四节气的特点进行经络穴位养生与保健非常有必要。

四季与经络穴位养生

《黄帝内经》认为，人体经络的变化与一年四季的冷暖变化相互对应。《素问·金匮真言论》曰："五脏应四时，各有收受；春生夏长，秋收冬藏，气之常也，人亦应之。"以一年四季的气温变化来分析气候变化对人体经络的影响，四季气候正常交替时，人体经络也随气候正常运转；当四季气候发生异常时，经络就会不通畅，人体就会产生疾病。

东汉医学家张仲景发展了这一原理，以历法中的二十四节气分析气候变化对人体经络的影响，提出了人体经络在不同时间周期上的变化规律，人体经络、腧穴存在一个由不同时间周期组成的整体系统。随着自然界二十四节气的变化，人体的脏腑、经络、穴位、气血津液也发生相应变化，并且还有着严格的季节性。遵循"春温、夏热、秋凉、冬寒"的阴阳变化规律，顺应人体"春生、夏长、秋收、冬藏"的四时节律养生，提高人体对自然变化规律的适应能力，以保持机体的阴阳平衡，达到健康长寿之目的。

第二节　春季篇

春季的整体特征与人体调养

春季指从立春之日起到立夏之日为止，包括立春、雨水、惊蛰、春分、清明和谷雨 6 个节气，万物复苏，柳丝吐绿，呈现欣欣向荣的景象。《黄帝内经》曰："春三月，此谓发陈。天地俱生，万物以荣。"自然界生机勃勃，阳气开始升发。与此同时，人体阳气顺应自然，向上、向外疏发。春季，较之寒冷的冬季，气候变暖，人体气血活动随之加强，新陈代谢渐趋活跃。

春季，与之对应的五脏为肝，对应的六腑为胆，肝与胆互为表里相关脏腑。中医认为，肝属木，喜条达，与春令升发之阳气相应。春季，阳气初生之季，属少阳之气。少者，小也，意味着春天的阳气微微初升，不像夏季的那么隆盛，需要精心养护。因此，春季养生宜顺应阳气升发、舒畅的特点，以固护少阳、养肝为要务，使肝气顺畅，养阳防风。

春季养生，情志上倡导心胸开阔，乐观愉快；饮食上以清淡、温热为宜，适当食用辛温升散的食品，如：麦、枣、豆豉、花生、葱、香菜等，而少食生冷粘杂之物；运动健身方面，多散步、踏青出游，放风筝，多做户外活动，但注意春季雾多，风沙也大，初春时晨练不宜太早，锻炼时肢体裸露部分不宜过大，以防寒潮诱发关节疼痛，运动后切勿贪凉以防感冒。

立春时节话养肝

立春，是中国民间的传统节日之一，是二十四节气中的第一个节气，指太阳到达 315° 时，为公历每年 2 月 3 日至 5 日之间，表示着春天的开始。从这一天一直到立夏期间，都称为春季。"立"是"开始"的意思，自秦代以来，中国就一直以立春作为春季的开始。

（一）穴位保健，疏肝护阳

春季灸疗养生要顺应春天阳气生发、万物始生的特点，注意保护阳气，着眼于一个"生"字。按自然界属性，春属木，与肝相应。肝的生理特点主疏泄，在志为怒，恶抑郁而喜调达。灸疗肝经穴位，使春阳之气得以宣达，代谢功能得以正常运行。经络穴位养生以调理肝经穴位为主。

太冲穴

清肝明目，平肝息风，疏肝利胆，疏经活络。

 3~5 分钟　　 10~15 分钟

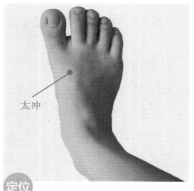

太冲

定位　在足背部，第1、2跖骨结合部前方凹陷处。

操作方法

取穴　足背，由第1、2趾间缝纹头向足背上推，至其两骨联合前缘凹陷中（约缝纹头上二横指）处，即是本穴。

灸法　点燃艾条，对准穴位距皮肤1~2厘米，使局部感觉温热，灸至皮肤红晕为度，每天1次，共7次。

推拿　拇指点揉法，拇指指端按压穴位作旋转揉动，力度以感觉酸胀为度，每分钟50~100次，持续3~5分钟，每天1次，共7次。

肝俞穴

疏肝利胆，清肝明目，熄风定志，活血止痉。

 3~5 分钟　　 10~15 分钟

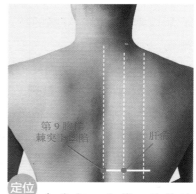

第9胸椎棘突下凹陷　　肝俞

定位　在背部，当第9胸椎棘突下，旁开1.5寸。

操作方法

取穴　正坐或俯卧位，由肩胛下角中点连线再向下摸2个椎体，即第9胸椎棘突，下旁开二横指（约1.5寸）处，即是本穴。

灸法　点燃艾条，放入温灸盒内施灸，使局部感觉温热，灸至皮肤红晕为度，每天1次，共7次。

推拿　拇指指端按压穴位作旋转揉动，力度以感觉酸胀为度，持续3~5分钟，每天1次，共7次。

拔罐　将罐吸住穴位局部后不移动，留置5~10分钟，隔天1次，共3次。

大椎穴

解表清热，止咳平喘，宁心安神，清热凉血，强壮腰脊。

🖐 3~5分钟　　🔥 10~15分钟

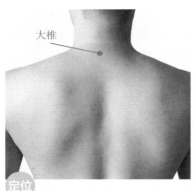

大椎

定位　背部正中线上，第7颈椎棘突下凹陷中。

◀ 操作方法 ▶

取穴　坐位低头，颈部后面最突起椎骨处下方的凹陷。

灸法　点燃艾条，放入温灸盒内施灸，使局部感觉温热，灸至皮肤红晕为度，每天1次，共7次。

推拿　拇指指端按压穴位作旋转揉动，力度以感觉酸胀为度，每分钟50~100次，持续3~5分钟，每天1次，共7次。

拔罐　将罐吸住穴位局部后不移动，留置5~10分钟，直至皮肤呈瘀血为度，隔天1次，共3次。

中脘穴

健脾和胃，宁心安神，疏肝利胆。

🖐 3~5分钟　　🔥 5~10分钟

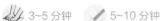

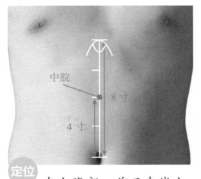

中脘

8寸

4寸

定位　在上腹部，前正中线上，当脐上4寸。

◀ 操作方法 ▶

取穴　脐中央与胸骨体下缘两点之中央（脐上4寸）即是本穴。

灸法　将鲜姜切成直径2~3厘米，厚0.2~0.3厘米的薄片，中间以针刺数孔，然后将姜片置于穴位上，再将艾炷放在姜片上点燃施灸，每次灸3壮，使皮肤红润而不起疱为度，隔天1次，共3次。

推拿　以掌根吸定于穴位上，腕部放松，以肘部为支点按压穴位作旋转揉动，每分钟120~160次，持续3~5分钟，春季六节气当日和六节气前后连续3日，每天1次，共42次。

（二）少酸咸多辛甘，养肝护肝多长寿

立春时节的饮食调养要考虑春季初生，宜食辛甘发散之品，不宜食酸收之味。在五脏与五味对应关系中，酸味入肝，主收敛之性，过度食用酸味食物不利于肝气的疏泄。在减少酸性食物摄入的同时，也要减少食盐的摄入量，咸味入肾，过量食咸易伤肾气，不利于保养阳气。食用辛甘发散之品则有利于阳气的生发和肝气的疏泄。因此，立春饮食调节应少食酸咸多辛甘，这样才能达到养生长寿的目的。

（三）调畅情志，夜卧早起，保暖防寒

每个节气都是一个养生节点。顺时养生是中医养生的一大原则，随着节气来调整日常生活和饮食，能达到事半功倍的养生效果。"肝属木，应于春季"。春季万物生长、树木枝条伸展，与肝气的升发正好相对应，此时，肝承担的工作最多，自然需要重点呵护。所以，春回大地，最重要的是要护肝气。着眼于保护初生之阳气，要做好"二调一防"。调情志：戒忧戒怒躁，乐观向上把肝保；调起居：早起早睡觉（夜卧是指晚上9、10点）；开窗透气空气好。话防寒：冷热交替，春捂秋冻要记牢。

雨水养生攻略：护脾疏肝，防湿邪

《月令七十二候集解》："正月中，天一生水。春始属木，然生木者必水也，故立春后继之雨水。且东风既解冻，则散而为雨矣。"意思是天气回暖，冬雪都转化为了雨水，导致降水量逐渐增多。

（一）穴位保健、护脾疏肝

中医认为，雨水之时，木旺而土气尚弱，木旺乘土，即肝木过旺克伐脾土。也就是说，由于肝木疏泄太过，则脾胃因之而气虚，

若肝气郁结太甚，则脾胃因之而气滞，两者皆会出现肝木克脾土的情况。经络穴位养生以调理脾经、胃经穴位为主。灸疗要注意顾护脾胃之气，才能使肝气不致横逆。

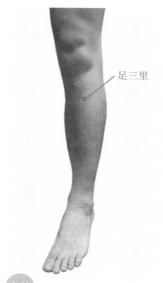

足三里

定位　小腿外侧，犊鼻穴下3寸，距胫骨前缘外侧约一横指。

足三里穴

健脾和胃，疏经活络，祛痰镇静，消痈止痛，强壮保健。

 3~5分钟　🖊 10~15分钟

◀操作方法▶

取穴　屈膝成90度，由犊鼻穴往下四横指，小腿两骨之间（胫、腓骨），距胫骨前缘约一横指处是本穴。

灸法　将鲜姜切成直径2~3厘米，厚0.2~0.3厘米的薄片，中间以针刺数孔，然后将姜片置于穴位上，再将艾炷放在姜片上点燃施灸，每次灸3壮，使皮肤红润而不起疱为度，隔天1次，共3次。

推拿　拇指指端按压穴位作旋转揉动，力度以感觉酸胀为度，每分钟50~100次，持续3~5分钟，春季六节气当日和六节气前后连续3日，每天1次，共42次。

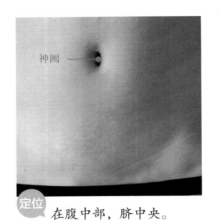

神阙 ——

定位 在腹中部，脐中央。

神阙穴 10~15分钟

回阳固脱，健脾利湿。

【操作方法】

取穴 肚脐中央即是本穴。

灸法 用干燥的食盐填敷于脐部，再置上大艾炷施灸。

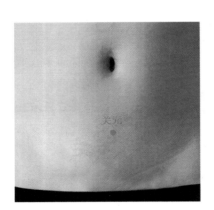

关元

定位 在下腹部，前正中线上，当脐下3寸。

关元穴

升阳举陷，益肾调经，通利小便，健脾止泻。

3~5分钟　10~15分钟

【操作方法】

取穴 取穴时，可采用仰卧的姿势，关元穴位于下腹部，前正中线上，从肚脐到耻骨上方画一线，将此线五等分，从肚脐往下三分处，即是此穴。

灸法 点燃艾条，距穴位2~3厘米处进行悬灸，使局部感觉温热，每次10~15分钟，灸至皮肤红晕为度，每天1次。

推拿 用拇指指腹按住穴位作旋转揉动，力度以感觉酸胀为度，持续3~5分钟，然后用拇指指端按在穴位处，逐渐向下用力，以产生酸胀感为度，持续约30秒，每天1次。

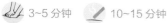

脾俞穴 健脾利湿，疏经活络。

 3~5分钟　　10~15分钟

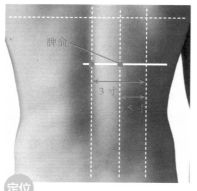

脾俞

3 寸

1.5 寸

定位 第 11 胸椎棘突下，旁开 1.5 寸。

【操作方法】

取穴 与肚脐中相对应处即为第 2 腰椎，由第 2 腰椎往上摸 3 个椎体，即为第 11 胸椎，由其棘突下旁开二横指（约 1.5 寸）处即是本穴。

灸法 点燃艾条，放入温灸盒内施灸，使局部感觉温热，每次 10~15 分钟，灸至皮肤红晕为度，每天 1 次，共 7 次。

推拿 拇指指端按压穴位作旋转揉动，力度以感觉酸胀为度，每分钟 50~100 次，持续 3~5 分钟，每天 1 次，共 7 次。

拔罐 将罐吸住穴位局部后不移动，留置 5~10 分钟，直至皮肤呈瘀血为度，隔天 1 次，共 3 次。

阴陵泉穴

健脾渗湿，通利下焦，通络止痛。

3~5分钟　　10~15分钟

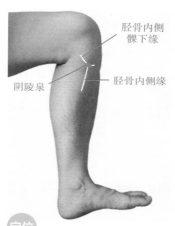

胫骨内侧髁下缘

阴陵泉

胫骨内侧缘

定位 在小腿内侧，胫骨内侧髁下缘与胫骨内侧缘之间的凹陷中。

【操作方法】

取穴 坐位，用拇指沿小腿内侧骨内缘（胫骨内侧）由下往上推，至拇指抵膝关节下时，胫骨向内上弯曲之凹陷即是本穴。

灸法 点燃艾条，距穴位 2~3 厘米处进行悬灸，使局部感觉温热，每次 10~15 分钟，灸至皮肤红晕为度，每天 1 次，共 7 次。

推拿 拇指点揉法，拇指指端按压穴位作旋转揉动，力度以感觉酸胀为度，每分钟 50~100 次，持续 3~5 分钟，每天 1 次，共 7 次。

（二）饮食调摄：少吃酸味，多食甘味

孙思邈《千金方》云："春七十二日，省酸增甘，以养脾气。"肝属木脾属土，五行中木胜土，肝酸脾甘，春季饮食少吃酸味，多食甘味，可以到达养脾胃之气来平抑肝气过盛的作用。可选择豌豆苗、香椿、春笋、百合、茼蒿、荠菜等。少食或不食羊肉、狗肉、雀肉，不要生吃葱蒜等，食物烹调方式尽量炖煮，减少油炸。此外，由于气候转暖，风燥渐多，常会出现皮肤、口舌干燥，嘴唇干裂等现象，糖尿病人要适当食用新鲜蔬菜、多汁水果。雨水又恰逢元宵节，糖尿病人还要注意不要吃太多黏腻的食物，特别是老年人或体弱者，以免损伤脾胃。

惊蛰养生：平衡作息，预防疾病

《月令七十二候集解》："二月节，万物出乎震，震为雷，故曰惊蛰。是蛰虫惊而出走矣。"意思是天气回暖，春雷震震，惊醒蛰伏于地下冬眠的昆虫。

（一）穴位保健、疏肝解郁

惊蛰时节，人体的气机会在立春及雨水之后进一步升发，此时的灸疗，要更加重视肝气的调达与情志的舒畅，以肝经腧穴为调治重点。

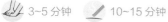

太冲穴

清肝明目，平肝息风，
疏肝利胆，疏经活络。

3~5 分钟　　10~15 分钟

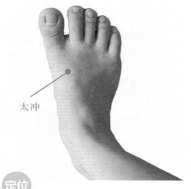

太冲

定位　在足背部，第 1、2 跖骨结合部前方凹陷处。

〈操作方法〉

取穴　足背，由第 1、2 趾间缝纹头向足背上推，至其两骨联合前缘凹陷中（约缝纹头上二横指）处，即是本穴。

灸法　点燃艾条，距穴位 2~3 厘米处进行悬灸，使局部感觉温热，每次 10~15 分钟，灸至皮肤红晕为度，每天 1 次，共 7 次。

推拿　拇指指端按压穴位作旋转揉动，力度以感觉酸胀为度，每分钟 50~100 次，持续 3~5 分钟，每天 1 次，共 7 次。

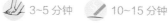

行间穴

清肝明目，调经止崩，
平肝息风，疏肝利胆。

3~5 分钟　　10~15 分钟

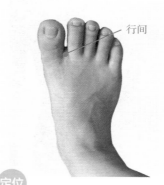

行间

定位　足背第 1、2 趾趾蹼缘后方赤白肉际处。

〈操作方法〉

取穴　足背内侧，第 1、2 两趾之间连接处之缝纹头即是本穴。

灸法　点燃艾条，距穴位 2~3 厘米处进行悬灸，使局部感觉温热，每次 10~15 分钟，灸至皮肤红晕为度，每天 1 次，共 7 次。

推拿　拇指指端按压穴位作旋转揉动，力度以感觉酸胀为度，每分钟 50~100 次，持续 3~5 分钟，每天 1 次，共 7 次。

肾俞穴 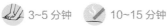 补肾填精。

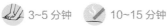

🖐 3~5 分钟　　📏 10~15 分钟

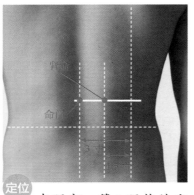

定位　　在腰部，第 2 腰椎棘突下，后正中线旁开 1.5 寸。

〔操作方法〕

取穴　　先取命门穴（直立，由肚脐中作线环绕身体一周，该线与后正中线之交点即是本穴），由命门穴旁开双侧各二横指（中食指，约 1.5 寸）处即是本穴。

灸法　　点燃艾条，放入温灸盒内施灸，使局部感觉温热，每次 10~15 分钟，灸至皮肤红晕为度，每天 1 次，共 7 次。

推拿　　拇指指端按压穴位作旋转揉动，力度以感觉酸胀为度，每分钟 50~100 次，持续 3~5 分钟，每天 1 次，共 7 次。

涌泉穴 醒神开窍，平肝息风，益肾调便，滋阴清热。

🖐 100 次　　📏 10~15 分钟

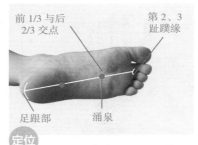

前 1/3 与后 2/3 交点　　第 2、3 趾蹼缘

足跟部　　涌泉

定位　　位于足前部凹陷处第 2、3 趾趾缝纹头端与足跟连线的前 1/3 处。

〔操作方法〕

取穴　　仰卧或俯卧位，五个足趾屈曲，屈足掌，当足底掌心前面（约足底中线前 1/3 处）正中之凹陷处即是本穴。

灸法　　点燃艾条，距穴位 2~3 厘米处进行悬灸，使局部感觉温热，每次 10~15 分钟，灸至皮肤红晕为度，每天 1 次，共 7 次。

推拿　　临睡前，洗脚后坐于床上，将两手搓热。然后，先用右手握右足。用左手中指、食指两指擦右足涌泉穴 100 次；再用左手握左足，用右手中指、食指两指擦左足涌泉穴 100 次。

足三里穴

健脾和胃，疏经活络，祛痰镇静，强壮保健。

3~5 分钟　　20~30 分钟

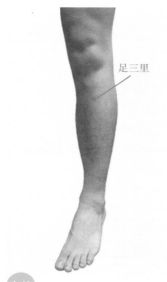

足三里

【操作方法】

取穴　屈膝成 90 度，由犊鼻穴往下四横指，小腿两骨之间（胫、腓骨），距胫骨前缘约一横指处是本穴。

灸法　将鲜姜切成直径 2~3 厘米，厚0.2~0.3 厘米的薄片，中间以针刺数孔，然后将姜片置于穴位上，再将艾炷放在姜片上点燃施灸，每次灸 3 壮，使皮肤红润而不起泡为度，隔天 1 次，共 3 次。

推拿　拇指指端按压穴位作旋转揉动，力度以感觉酸胀为度，每分钟 50~100 次，持续 3~5 分钟，每天 1 次，共 7 次。

定位　小腿外侧，犊鼻穴下 3 寸，距胫骨前缘约一横指。

（二）饮食清淡、富含营养

惊蛰时节，气温回升，雨水增多，各种病菌开始生长繁殖。因此，要适当地进行饮食调养，增强机体抵抗力，避免病菌的侵袭。惊蛰时节多有传染病发生，此时，可多吃清淡的事物加以预防，如糯米、蜂蜜、豆腐、鱼、蔬菜等。其次，可增加维生素 C 的摄入，以提高人体抗病能力。富含维生素 C 的食物有：辣椒、苦瓜、蒜苗、菜花、西兰花、菠菜、木耳菜、香菜、苋菜、芦笋、山楂、柑橘、番石榴、桂圆、荔枝、木瓜等。最后，可适当选用一些食疗方健脾补肾、益气生血，以提高人体的免疫功能。例如，鹌鹑汤、枸杞银耳羹、荸荠萝卜汁、枸杞蛇肉汤、扁豆粥等。

春分养生：保持阴阳平衡，心情愉悦

春分，表示春季中间，昼夜等长。春分时节，白天黑夜一样长，之后白天逐渐变长，黑夜逐渐变短。春风一到，雨水明显增多，气候温和，阳光明媚。

（一）穴位保健，疏肝解郁

春分时节，顺应自然之气，人体呈现阴消阳长，阴气渐收，阳气渐长；主脏为肝，肝主升发，喜条达而恶抑郁，经络穴位养生以调理肝经穴位为主。

太冲穴

清肝明目，平肝息风，疏肝利胆，疏经活络。

 3~5分钟　 10~15分钟

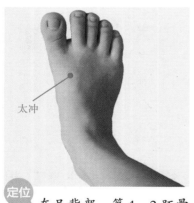

太冲

定位　在足背部，第1、2跖骨结合部前方凹陷处。

【操作方法】

取穴　足背，由第1、2趾间缝纹头向足背上推，至其两骨联合前缘凹陷中（约缝纹头上二横指）处，即是本穴。

灸法　点燃艾条，距穴位2~3厘米处进行悬灸，使局部感觉温热，每次10~15分钟，灸至皮肤红晕为度，每天1次，共7次。

推拿　拇指指端按压穴位作旋转揉动，力度以感觉酸胀为度，每分钟50~100次，持续3~5分钟，每天1次，共7次。

风池穴

平肝息风，清头利窍，祛风解表。

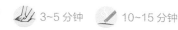

3~5 分钟　　10~15 分钟

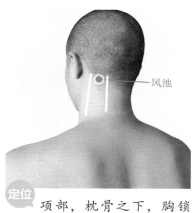

定位　项部，枕骨之下，胸锁乳突肌与斜方肌上端之间的凹陷处。

风池

【操作方法】

取穴　找到颈后的两根大筋，其上端凹陷处就是风池穴。

灸法　点燃艾条，距穴位 2~3 厘米处进行悬灸，使局部感觉温热，每次 15~20 分钟，灸至皮肤红晕为度，每天 1 次，共 7 次。

推拿　拇指指端按压穴位作旋转揉动，力度以感觉酸胀为度，每分钟 50~100 次，持续 3~5 分钟，每天 1 次，共 7 次。

命门穴

补肾培元，强壮腰脊。

 3~5 分钟　 10~15 分钟

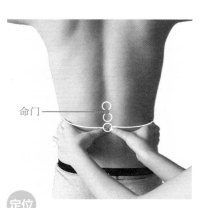

命门

定位　在脊柱区，第 2 腰椎棘突下凹陷中，后正中线上。

【操作方法】

取穴　直立，由肚脐中作线环绕身体一周，该线与后正中线之交点即是本穴。

灸法　点燃艾条，放入温灸盒内施灸，使局部感觉温热，每次 10~15 分钟，灸至皮肤红晕为度，每天 1 次，共 7 次。

推拿　掌擦命门穴及两肾，以感觉发热发烫为度，然后将两掌搓热捂住两肾，每天 1 次，共 7 次。

关元穴
升阳举陷，益肾调经，通利小便，健脾止泻。

 10~15 分钟

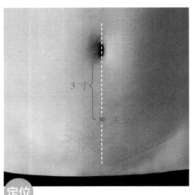

定位 在下腹部，前正中线上，当脐下 3 寸。

【操作方法】

取穴 取穴时，可采用仰卧的姿势，关元穴位于下腹部，前正中线上，从肚脐到耻骨上方画一线，将此线五等分，从肚脐往下三分处，即是此穴。

灸法 点燃艾条，距穴位 2~3 厘米处进行悬灸，使局部感觉温热，每次 10~15 分钟，灸至皮肤红晕为度，每天 1 次，共 7 次。

脾俞穴
健脾利湿，疏经活络。

 3~5 分钟   10~15 分钟

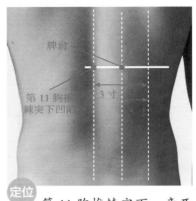

定位 第 11 胸椎棘突下，旁开 1.5 寸。

【操作方法】

取穴 与肚脐中相对应处即为第 2 腰椎，由第 2 腰椎往上摸 3 个椎体，即为第 11 胸椎，由其棘突下旁开二横指（约 1.5 寸）处即是本穴。

灸法 点燃艾条，放入温灸盒内施灸，使局部感觉温热，每次 15~20 分钟，灸至皮肤红晕为度，每天 1 次，共 7 次。

推拿 拇指指端按压穴位作旋转揉动，力度以感觉酸胀为度，每分钟 50~100 次，持续 3~5 分钟，每天 1 次，共 7 次。

拔罐 将罐吸住穴位局部后不移动，留置 10~15 分钟，直至皮肤呈瘀血为度，隔天 1 次，共 3 次。

（二）饮食清淡，补脾养肝

春分饮食养生应减少肠胃负担，养肝当首。饮食宜清淡而甘甜，多吃时令新鲜蔬菜有利于洗涤肝肠，保持健康的状态。春分养肝的目的在于协调肝的阴阳平衡，在中医里，甘味食物能滋补脾胃，大枣和山药就是不错的选择。酒伤肝肠，因此春分更不应饮酒。菊花茶、金银花甚至白开水才是适合春季的佳饮。其次，要给肠胃适当休息，如在双休日只吃早晚两餐，或以稀粥、水果、蜜糖水代替一顿正餐的方法来减轻肠胃负荷。再者，应多食时令果蔬，如养阳之用的韭菜，助长生机的豆芽、葱、豆苗、蒜苗，滋养肝肺的草莓、杏、桑葚、樱桃等水果。

（三）调畅情志，适当活动

中医认为，心主血，肝藏血。当心情不畅时，会影响肝脏的藏血功能。而如果肝气不疏，郁热化火，最终也会影响到心脏的功能。春分前后，要注意避免情绪波动，多进行户外活动，舒畅情志。

清明时节忙祭奠，养肝保暖切莫忘

"清明时节雨纷纷，路上行人欲断魂。借问酒家何处有？牧童遥指杏花村。——《清明》杜牧"。清明，乃天清地明之意，为春季的第五个节气。常言道："清明断雪，谷雨断霜"。时至清明，气候温暖，春意正浓，天气晴朗，草木繁茂。但在清明前后，仍然时有冷空气入侵。那么如何在清明节气进行养生保健，让人在缅怀先人的同时，自己也能拥有健康的体魄呢？

（一）穴位保健，疏肝解郁

清明时节，顺应自然之气，人体呈现阴消阳长，阴气渐收，阳气渐长；主脏为肝，肝主升发，喜条达而恶抑郁，经络穴位养生以调理肝经穴位为主。

太冲穴

清肝明目，平肝息风，疏肝利胆，疏经活络。

 3~5分钟　 10~15分钟

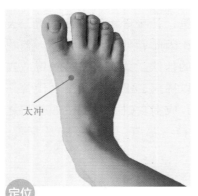

定位 在足背部，第1、2跖骨结合部前方凹陷处。

【操作方法】

取穴 足背，由第1、2趾间缝纹头向足背上推，至其两骨联合前缘凹陷中（约缝纹头上二横指）处，即是本穴。

灸法 点燃艾条，距穴位2~3厘米处进行悬灸，使局部感觉温热，每次10~15分钟，灸至皮肤红晕为度，每天1次，共7次。

推拿 拇指指端按压穴位作旋转揉动，力度以感觉酸胀为度，每分钟50~100次，持续3~5分钟，每天1次，共7次。

合谷穴

镇痛利窍，清热解表，调经利产，疏经活络。

 3~5分钟　 10~15分钟

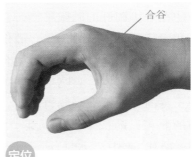

合谷

定位 在手背，第1、2掌骨间，当第2掌骨桡侧的中点处。

【操作方法】

取穴 以一手的拇指指关节横纹，放在另一手拇、示指之间的指蹼缘上，当拇指尖下是穴。

灸法 点燃艾条，距穴位2~3厘米处进行悬灸，使局部感觉温热，每次10~15分钟，灸至皮肤红晕为度，每天1次，共7次。

推拿 用拇指与其他手指指面为着力部，对称用力夹持穴位，捏而提之，拿至酸胀为度，持续3~5分钟，每天1次，共7次。

风池穴

平肝息风，清痰利窍，祛风解表。

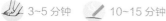

🔥 3~5分钟　　🪡 10~15分钟

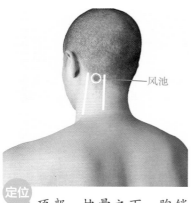

风池

定位 项部，枕骨之下，胸锁乳突肌与斜方肌上端之间的凹陷处。

操作方法

取穴 找到颈后的两根大筋，其上端凹陷处就是风池穴。

灸法 点燃艾条，距穴位2~3厘米处进行悬灸，使局部感觉温热，每次15~20分钟，灸至皮肤红晕为度，每天1次，共7次。

推拿 拿法，用拇指与其他手指指面为着力部，对称用力夹持穴位，捏而提之，拿至酸胀为度，持续3~5分钟，每天1次，共7次。

阴陵泉穴

健脾渗湿，通利下焦，通络止痛。

🔥 3~5分钟　　🪡 10~15分钟

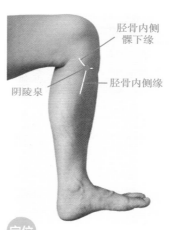

胫骨内侧髁下缘

胫骨内侧缘

阴陵泉

定位 胫骨内侧髁后下方凹陷处。

操作方法

取穴 坐位，用拇指沿小腿内侧骨内缘（胫骨内侧）由下往上推，至拇指抵膝关节下时，胫骨向内上弯曲之凹陷即是本穴。

灸法 点燃艾条，距穴位2~3厘米处进行悬灸，使局部感觉温热，每次10~15分钟，灸至皮肤红晕为度，每天1次，共7次。

推拿 用拇指与其他手指指面为着力部，对称用力夹持穴位，捏而提之，拿至酸胀为度，持续3~5分钟，每天1次，共7次。

207

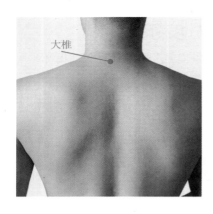

大椎穴

解表退热，止咳平喘，宁心安神，清热凉血，强壮腰脊。

 3~5分钟　　10~15分钟

定位　背部正中线上，第7颈椎棘突下凹陷中。

《操作方法》

取穴　坐位低头，颈部后面最突起处下方的凹陷。

灸法　点燃艾条，距穴位2~3厘米处进行悬灸，使局部感觉温热，每次10~15分钟，灸至皮肤红晕为度，每天1次，共7次。

推拿　用拇指与其他手指指面为着力部，对称用力夹持穴位，捏而提之，拿至酸胀为度，持续3~5分钟，每天1次，共7次。

拔罐　将罐吸住穴位局部后不移动，留置10~15分钟，直至皮肤呈瘀血为度，隔天1次，共3次。

（二）少食发物，柔肝养肺

　　清明是关节炎、支气管哮喘、精神病等多种慢性疾病易复发的时间，所以要忌食"发物"，如海鲜、毛笋、羊肉、公鸡等。其次，应多食柔肝养肺之品，如荠菜、菠菜、山药等。尤其是荠菜，营养价值丰富，能增强机体抵抗力，有助于高血压、胃溃疡、肠炎等病的治疗。还可适当服用一些养生汤品，如枸杞猪肝粥、川芎白芷炖鱼头、桑葚薏米炖白鸽等。此外，宜饮"明前茶"，以起到养肝清头目、化痰除烦渴、提神醒脑的作用。

（三）调畅情志，夜卧早起，保暖防寒

清明时节，可去户外踏青、慢跑、放风筝，不仅能舒筋活络、畅通气血，还能怡情养性、提高抵抗力。但运动应适度，量力而行，不提倡大幅度地"动起来"。中医认为，清明时节，主脏在肝，而肝主升发，喜条达而恶抑郁。因此，大家要调整作息时间，早点起床，这样有利于肝脏阳气的生发，使人心情愉悦、精神爽快。

谷雨：重养肝祛湿气，忌焦虑防过敏

谷雨是二十四节气的第六个节气，每年 4 月 19 日 ~21 日为谷雨，"雨生百谷"，是播种移苗、埯瓜点豆的最佳时节。"清明断雪，谷雨断霜"，作为春季最后一个节气，谷雨节气的到来意味着寒潮天气基本结束，气温回升加快。那么我们该如何抓住这阳气渐长的好时节来祛除体内的寒湿之气，保持身体健康呢？

（一）穴位保健：祛风除湿，疏肝理气

谷雨有两个意思，第一个意思是播谷降雨；第二个意思则与谷雨的由来有关，传说仓颉造字"天雨谷，鬼夜哭"，所以把仓颉造字这一天叫做谷雨。此时，顺应自然之气，人体阴消阳长，阴气渐收，阳气渐长。主脏为肝，肝开窍于目，其华在筋，在志为怒。中医养生以祛风除湿、疏肝理气为原则，经络穴位养生以调理肝经、脾经穴位为主。

太冲穴

清肝明目，平肝息风，
疏肝利胆，疏经活络。

 3~5 分钟　　🔥 10~15 分钟

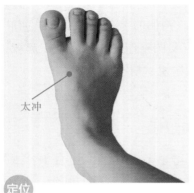

太冲

定位 在足背部，第 1、2 跖骨结合部前方凹陷处。

〈操作方法〉

取穴 足背，由第 1、2 趾间缝纹头向足背上推，至其两骨联合前缘凹陷中（约缝纹头上二横指）处，即是本穴。

灸法 点燃艾条，距穴位 2~3 厘米处进行悬灸，使局部感觉温热，每次 10~15 分钟，灸至皮肤红晕为度，每天 1 次，共 7 次。

推拿 拇指指端按压穴位作旋转揉动，力度以感觉酸胀为度，每分钟 50~100 次，持续 3~5 分钟，每天 1 次，共 7 次。

风市穴

疏经活络，祛风止痒。

🦶 3~5 分钟　　🔥 10~15 分钟

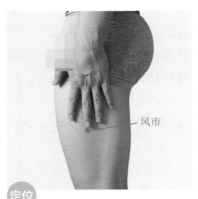

风市

定位 在大腿外侧部的中线上，当腘横纹水平线上 9 寸。

〈操作方法〉

取穴 直立，两肩水平，两手下垂，大腿外侧正中线上，当中指尖端所到之处即是本穴。

灸法 点燃艾条，距穴位 2~3 厘米处进行悬灸，使局部感觉温热，每次 10~15 分钟，灸至皮肤红晕为度，每天 1 次，共 7 次。

推拿 用手掌面着力，作单方向的直线运动，用力要稳，速度缓慢而均匀，每分钟 8~10 次，持续 3~5 分钟，每天 1 次，共 7 次。

刮痧 在穴位局部涂上刮痧油后，手掌心紧贴刮痧板，与穴位皮肤呈 45~90 度，从上至下用合适的力度进行刮拭 20~30 次，直至皮肤出现痧痕为止，一周 2 次。

丰隆穴

清窍安神，健脾化痰，疏经活络。

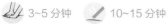

3~5分钟　　　10~15分钟

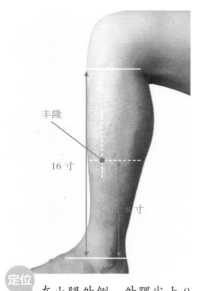

丰隆

16寸

8寸

定位 　在小腿外侧，外踝尖上8寸，胫骨前肌的外缘。

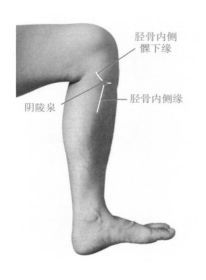

胫骨内侧髁下缘

胫骨内侧缘

阴陵泉

〔操作方法〕

取穴 　犊鼻穴与外踝前缘平外踝尖处连线的中点，距胫骨前脊约二横指处即是本穴。

灸法 　点燃艾条，距穴位2~3厘米处进行悬灸，使局部感觉温热，每次10~15分钟，灸至皮肤红晕为度，每天1次，共7次。

推拿 　拇指指端按压穴位作旋转揉动，力度以感觉酸胀为度，每分钟50~100次，持续3~5分钟，每天1次，共7次。

拔罐 　将罐吸住穴位局部后不移动，留置5~10分钟，直至皮肤呈瘀血为度，隔天1次，共3次。

阴陵泉穴

健脾渗湿，通利下焦，通络止痛

3~5分钟　　　10~15分钟

定位 　在小腿内侧，胫骨内侧髁下缘与胫骨内侧缘之间的凹陷中。

〔操作方法〕

取穴 　坐位，用拇指沿小腿内侧骨内缘（胫骨内侧）由下往上推，至拇指抵膝关节下时，胫骨向内上弯曲之凹陷即是本穴。

灸法 点燃艾条，距穴位 2~3 厘米处进行悬灸，使局部感觉温热，每次 15~20 分钟，灸至皮肤红晕为度，每天 1 次，共 7 次。

推拿 拇指指端按压穴位作旋转揉动，力度以感觉酸胀为度，每分钟 50~100 次，持续 3~5 分钟，每天 1 次，共 7 次。

（二）饮食清淡，健脾祛湿

随着谷雨的到来，降雨量增多。人体容易受到外界环境影响，体内湿气不易排出，如果饮食生活不加注意，身体内热和湿气结合在一起，就会形成湿热。易诱发老年人关节疼痛、腰背疼痛，或者哮喘发作等，儿童则表现扁桃体肿痛、支气管炎，咳嗽等症。在这个时节我们可以用薏苡仁、山药来煮粥，达到健脾祛湿目的。在日常生活中，多吃一些祛湿利水的食物即可，如赤豆、黑豆、冬瓜、藕、海带、鲫鱼、豆芽等。同时，忌食辛辣刺激之品，以防邪热化火，诱发疮痈疖肿等疾病。

（三）夜卧早起，适当活动

谷雨时节，天气回暖，天晴时可以适量增加户外活动，如踏青、赏花、游园等，达到舒经活络、增强免疫力的目的，下雨时可约上友人品茶畅聊，放松心情防肝郁。谷雨后，人们还应该稍微改变一下作息，以适应春天阳气生发的规律。人们可以早起一些，舒缓形体，以使神志随着春气而舒畅怡然。如此可以保卫体内的阳气，使之不断充沛，逐渐旺盛起来。

第三节 夏季篇

夏季的整体特征与人体调养

（一）夏季特点及对人体的影响

《黄帝内经》曰："夏三月，此谓蕃秀，天地气交，万物华实。"意思是夏季是自然界万物生长最茂盛、最华美的季节。夏季，是人体新陈代谢最旺盛的时机，这时人体抵抗外邪的能力比较强盛，总体上显现出夏季万物华实的特点。

夏季气温高而且雨水多、湿度大，潮湿闷热，极易感受暑湿之邪，因此人体为适应炎热潮湿的气候，皮肤毛孔开泄，而使汗液排出，通过出汗来调节体温，适应夏季的气候。

（二）夏季养生原则

1 夏季当养心

中医学认为"心主夏"，即人体五脏之一的心脏是与夏季相应的。夏季天气逐渐转热，人们极易感到闷热、困倦和烦躁不安，好发脾气，这是因为夏季阳气旺盛，加之气温过高，导致心火旺盛。因此我们应调和情志，使自己的心情平静下来，切忌烦躁，正如古人所说要"静养勿躁"，这样才能避免因情志诱发高血压、冠心病等疾病。

2 夏季当养阳

"春夏养阳，秋冬养阴"已经广为大众所知，这简单的一句话，指出了夏季应该遵循的养生准则。夏季是自然界中阳气最充沛的时候。

213

因此，我们可以借夏季"阳气旺盛"这一特点，来补充人体不足的阳气。人体的元阳得到了补充，那么那些冬天好发的疾病，就可以得到有效的改善。因此我们应避免长期待在空调房中，勿过度食入生冷。应顺应自然界的变化，适当体育锻炼，适当早起晚睡调整生活作息。

心脏是人体的一个重要器官，相对于大自然来说，它就是人体的太阳，主血脉、藏神。因此，夏季养心得法，过秋冬季节也不难了，俗话说"冬病夏治"。夏季顺应阳气的生长，更有利于秋冬季节阳气的下降潜藏。

立夏节气马上到，早睡早起重养阳

立夏，即夏季的开始，为夏季的第一个节气。此时温度开始升高，炎暑将临，雷雨增多，农作物进入生长旺盛的时段。"斗指东南，维为立夏，万物至此皆长大，故名立夏也"，"立，建始也，""夏，假也，物至此时皆假大也。"这里的"假"即"大"的意思。此时，顺应自然之气，人体呈现阳长阴消、阳气鼎盛、阴气较弱的状态；夏季主脏为心，心开窍于舌，其华在面；心脏在本季节最旺盛，功能最强，利于心脏的生理活动，心为火脏而主阳气，又最易为阳气所伤，故立夏中医养生应以祛邪、固护心阴为原则，经络穴位养生以调理心经穴位为主。

（一）穴位保健

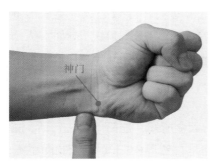

神门

神门穴 宁心安神。

3~5分钟　　10~15分钟

定位 位于腕部，腕掌侧横纹尺侧端，尺侧腕屈肌腱的桡侧凹陷处。

【操作方法】

取穴 仰掌屈肘，手掌小鱼际上角有一突起圆骨，其后缘向上可扪及一条大筋，这一大筋外侧缘（桡侧缘）与掌后腕横纹的交点即是本穴。

灸法 点燃艾条，距穴位 2~3 厘米处进行悬灸，使局部感觉温热，每次 15~20 分钟，灸至皮肤红晕为度，每天 1 次。

推拿 拇指指端按压穴位做旋转揉动，力度以感觉酸胀为度，每分钟 50~100 次，持续 3~5 分钟，每天 1 次，共 7 次。

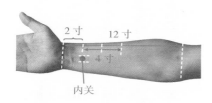

2 寸　12 寸

4 寸

内关

内关穴 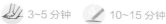 宽胸理气，和胃止呕，疏经止痛，宁心安神。

 3~5 分钟　　10~15 分钟

定位 位于前臂掌侧，腕横纹上2 寸，掌长肌腱与桡侧腕屈肌腱之间。

【操作方法】

取穴 仰掌，微屈腕关节，从掌后第一横纹上三横指，当两条大筋之间即是本穴。

灸法 点燃艾条，距穴位 2~3 厘米处进行悬灸，使局部感觉温热，每次 15~20 分钟，灸至皮肤红晕为度，每天 1 次。

推拿 拇指指端按压穴位作旋转揉动，力度以感觉酸胀为度，每分钟 50~100 次，持续 3~5 分钟，每天 1 次，共 7 次。

大椎穴

解表退热，宁心安神，清热凉血，强壮腰脊。

 10~15 分钟

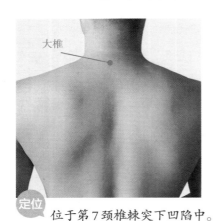

大椎

定位 位于第 7 颈椎棘突下凹陷中。

【操作方法】

取穴 坐位低头，颈部后面最突起处下方的凹陷。

灸法 点燃艾条，距穴位 2~3 厘米处进行悬灸，使局部感觉温热，每次 10~15 分钟，灸至皮肤红晕为度，每天 1 次。

至阳穴

疏肝利胆，止咳平喘，强壮腰脊。

 10~15 分钟

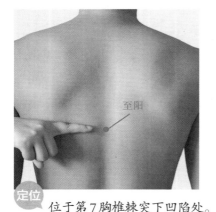

至阳

定位 位于第 7 胸椎棘突下凹陷处。

【操作方法】

取穴 俯卧垂臂，平两肩胛骨的下端水平线的脊椎为第 7 胸椎，其棘突下凹陷处即是本穴。

灸法 点燃艾条，放入温灸盒内施灸，使局部感觉温热，每次 10~15 分钟，灸至皮肤红晕为度，每天 1 次，共 7 次。

（二）饮食保健

中医认为，立夏时节，阳气盛于外，阴气居于内。气温升高，影响了人们的胃口，出现不思饮食、身体乏力、精神疲倦等现象。

此时，应多吃清淡食物，如苦瓜、丝瓜、白菜、冬瓜等。另一方面，夏季主脏为心，除了多吃清淡食物，还应多吃些赤色或苦味食物，以养心安神，如小枣、莲子、百合等，这些都能起到养心安神的作用。此外，在早晚餐时喝粥和汤类对身体也大有好处，既能生津止渴，清凉解暑，还可健脾祛湿，补养身体。

（三）起居保健

立夏以后，随着温度的增高，运动后很容易出汗，汗液过多地流失，会导致人体内电解质紊乱，伤及体内阳气。但是，不运动也不利于身体健康，怎么办呢？夏天最凉爽的时间段要数清晨了，大家不妨清晨起来在住所附近的林荫花间处散散步，能颐养心神，有助于体内阳气的升华，推动血液循环，增强新陈代谢功能。立夏后昼长夜短，大家会渐渐觉得晚间睡眠不足，如果经过一个上午繁忙的学习和工作，体力和精力的消耗可想而知。所以，立夏以后，要早睡早起，同时要保证午睡，这样对防病养生起着关键作用。

小满节气雨纷纷，天气渐热湿气重，健脾利湿当为先，清心养胃体能安

"四月中，小满者，物致于此小得盈满。"这时我国北方地区麦类等夏熟作物籽粒已开始饱满，但还没有成熟，所以叫"小满"。小满为夏季的第二个节气，在每年阳历的 5 月 20 日或 21 日。小满有三侯，苦菜秀：苦菜已经枝叶繁茂；靡草死：喜阴的一些枝条细软的草类在强烈的阳光下开始枯死；麦秋至：百谷成熟之期。

小满节气，天气逐渐炎热起来，雨水开始增多，预示着闷热、潮湿的天气即将到来，中医称之为"湿邪"。湿邪亦为六淫之一，最易伤及人体脾脏，脾为人体后天之本，其性喜燥而恶湿，主运化水谷精微以滋养全身。故小满中医养生应以健脾利湿、清心祛暑、和胃养阴为原则，经络穴位养生以调理脾经、胃经穴位为主。

（一）穴位保健

足三里穴 健脾和胃，疏经活络，祛痰镇静，强壮保健。

3~5 分钟　　10~15 分钟

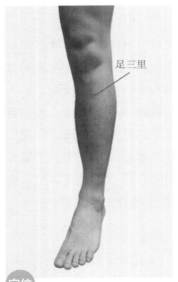

足三里

定位　在小腿前外侧，当犊鼻下 3 寸，距胫骨前缘一横指（中指）。

取穴　屈膝成 90 度，由犊鼻穴往下四横指，小腿两骨之间（胫、腓骨），距胫骨约一横指处是本穴。

灸法　点燃艾条，距穴位 2~3 厘米处进行悬灸，使局部感觉温热，每次 10~15 分钟，灸至皮肤红晕为度，每天 1 次。

推拿　拇指指端按压穴位作旋转揉动，力度以感觉酸胀为度，每分钟 50~100 次，持续 3~5 分钟，每天 1 次，共 7 次。

刮痧　在穴位局部涂上刮痧油后，手掌心紧贴刮痧板，与穴位皮肤呈 45~90 度，从上至下用合适的力度进行刮拭 20~30 次，直至皮肤出现痧痕为止，一周 2 次。

丰隆穴

清窍安神，健脾化痰，疏经活络。

 3~5 分钟　　10~15 分钟

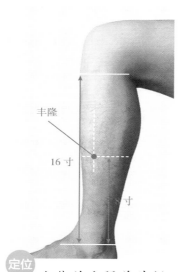

丰隆

16 寸

8 寸

定位 　人体的小腿前外侧，外踝尖上 8 寸，距胫骨前缘二横指（中指）。

◀操作方法▶

取穴　犊鼻穴与外踝前缘平外踝尖处连线的中点，距胫骨前脊约二横指处即是本穴。

灸法　点燃艾条，距穴位 2~3 厘米处进行悬灸，使局部感觉温热，每次 10~15 分钟，灸至皮肤红晕为度，每天 7 次。

推拿　拇指点揉法，拇指指端按压穴位作旋转揉动，力度以感觉酸胀为度，每分钟 50~100 次，持续 3~5 分钟，每天 1 次，共 7 次。

拔罐　将罐吸住穴位局部后不移动，留置 10~15 分钟，直至皮肤呈瘀血为度，隔天 1 次，共 3 次。

三阴交

健脾化痰，宁心安神，调和肝肾，疏经活络。

 3~5 分钟　　10~15 分钟

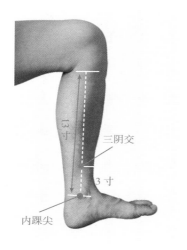

13 寸

三阴交

3 寸

内踝尖

定位　在小腿内侧，当足内踝尖上 3 寸，胫骨内侧缘后方。

操作方法

取穴 以手四指并拢，小指下边缘紧靠内踝尖上，食指上缘所在水平线在胫骨后缘的交点，即是本穴。

灸法 点燃艾条，距穴位2~3厘米处进行悬灸，使局部感觉温热，每次10~15分钟，灸至皮肤红晕为度，每天1次。

推拿 拇指指端按压穴位作旋转揉动，力度以感觉酸胀为度，每分钟50~100次，持续3~5分钟，每天1次，共7次。

内关穴

宽胸理气，和胃止呕，疏经止痛，宁心安神。

3~5分钟　　10~15分钟

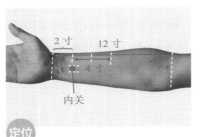

内关

定位 位于前臂掌侧，腕横纹上2寸，掌长肌腱与桡侧腕屈肌腱之间。

操作方法

取穴 仰掌，微屈腕关节，从掌后第一横纹上三横指，当两条大筋之间即是本穴。

灸法 点燃艾条，距穴位2~3厘米处进行悬灸，使局部感觉温热，每次10~15分钟，灸至皮肤红晕为度，每天1次。

推拿 拇指点揉法，拇指指端按压穴位作旋转揉动，力度以感觉酸胀为度，每分钟50~100次，持续3~5分钟，每天1次，共7次。

（二）饮食保健

此时随着气温的升高，雨量增多，但是早晚温差较大，尤其是降雨后气温下降更明显，因此要注意适时添加衣服，注意保暖，避免着凉受风而患感冒。进入小满后，气温不断升高，人们常常会选择降温祛暑的食物，但冷饮过量会影响脾胃正常功能，易导致腹痛、腹泻。在饮食方面要以清淡的素食为主，常吃具有清利湿热、滋阴作用的食物，如赤小豆、薏苡仁、绿豆、黄花菜、水芹、荸荠、黑木耳、胡萝卜、西红柿、山药、鲫鱼、草鱼、鸭肉等，忌吃厚味、甘肥滋腻、生湿助湿的食物。

（三）起居保健

小满后应当顺应夏季阳消阴长的规律，早起晚睡，但要保证睡眠时间，以保持精力充沛。此时也可多参与一些活动如下棋、书法、钓鱼等怡养性情，同时也可在清晨参加体育锻炼，以散步、慢跑、打太极拳等为宜，不宜做过于剧烈的运动，避免大汗淋漓，伤阴也伤阳。

芒种时节暑湿多，清心健脾养胃阴，晚睡早起顺阳气，若能如此体安康

芒种为夏季第三个节气，在每年的阳历的 6 月 5 日左右。"五月节，谓有芒之种谷可稼种矣"，意指大麦、小麦等有芒作物种子已经成熟，抢收十分急迫。晚谷、黍、稷等夏播作物也正是播种最忙的季节，故又称"芒种"。此时，气温逐渐升高，天气转热，"暑易入心"。人们会有一种蒸气在空气中弥漫的感觉。在湿热的环境中，人们很容易疲倦、萎靡不振。较小满而言，身体更易受到"湿邪"的影响，养生方面更要注意以健脾利湿、清心祛暑、和胃养阴为原则，经络穴位养生仍以调理心经、脾经穴位为主。

（一）穴位保健

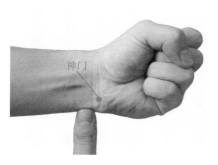

神门穴　宁心安神。

 3~5分钟　10~15分钟

定位 位于腕部，腕掌侧横纹尺侧端，尺侧腕屈肌腱的桡侧凹陷处。

221

取穴 仰掌屈肘，手掌小鱼际上角有一突起圆骨，其后缘向上可扪及一条大筋，这一大筋外侧缘（桡侧缘）与掌后腕横纹的交点即是本穴。

灸法 点燃艾条，距穴位 2~3 厘米处进行悬灸，使局部感觉温热，每次 10~15 分钟，灸至皮肤红晕为度，每天 1 次。

推拿 拇指指端按压穴位作旋转揉动，力度以感觉酸胀为度，每分钟 50~100 次，持续 3~5 分钟，每天 1 次，共 7 次。

阴陵泉

健脾渗湿，通利下焦，通络止痛。

3~5 分钟　10~15 分钟

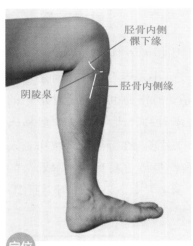

胫骨内侧髁下缘

胫骨内侧缘

阴陵泉

定位 在小腿内侧，胫骨内侧下缘与胫骨内侧缘之间的凹陷中。

操作方法

取穴 坐位，用拇指沿小腿内侧骨内缘（胫骨内侧）由下往上推，至拇指抵膝关节下时，胫骨向内上弯曲之凹陷即时本穴。

灸法 点燃艾条，距穴位 2~3 厘米处进行悬灸，使局部感觉温热，每次 10~15 分钟，灸至皮肤红晕为度，每天 1 次。

推拿 拇指指端按压穴位作旋转揉动，力度以感觉酸胀为度，每分钟 50~100 次，持续 3~5 分钟，每天 1 次，共 7 次。

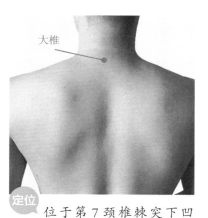

大椎

定位 位于第 7 颈椎棘突下凹陷中。

大椎穴 10~15 分钟

解表退热，止咳平喘，宁心安神，清热凉血，强壮腰脊。

【操作方法】

取穴 坐位低头，颈部后面最突起处下方的凹陷。

灸法 点燃艾条，距穴位 2~3 厘米处进行悬灸，使局部感觉温热，每次 10~15 分钟，灸至皮肤红晕为度，每天 1 次。

百会穴 醒脑开窍，宁心安神，平肝潜阳，升阳固脱。 10~15 分钟

百会

定位 在头部，前发际正中直上 5 寸，两耳尖连线的中点。

【操作方法】

取穴 将两耳廓向前对折，由两个耳尖连线跨越头顶与头部前后正中线之交点即是本穴。

灸法 点燃艾条，距穴位 2~3 厘米处进行悬灸，使局部感觉温热，每次 10~15 分钟，灸至皮肤红晕为度，每天 1 次。

（二）饮食保健

芒种节气里，气温升高降水多，空气湿度增加后，体内汗液无法通畅地发散出来。湿热之下，人难免感到四肢困倦、萎靡不振。饮食调养方面，唐朝的孙思邈提倡人们"常宜轻清甜淡之物，大小麦

曲，粳米为佳"，应以清淡、祛暑湿的食物为主。如利水祛湿类食物如黄豆、绿豆、冬瓜等，清热祛暑类食物如西瓜、丝瓜、黄瓜、芹菜、苋菜等，清热利湿的食物如茼蒿、茭白、竹笋、菜瓜、荸荠等，健脾利湿的食物如蚕豆、赤豆、青鱼、鲫鱼、鲢鱼等。

（三）起居保健

芒种时节雨量增多，气温升高，十分闷热。首先，在精神调养上应该使自己保持轻松、愉快的状态，忌恼怒忧郁，这样可使气机得以宣畅、通泄。其次，要晚睡早起，适当地接受阳光照射，以顺应阳气的充盛。夏日昼长夜短，中午小憩可助消除疲劳，有利于健康。芒种过后，午时天热，人易汗出，为避免中暑，芒种后要常洗澡，这样可使皮肤疏松，"阳热"易于发泄。最后，户外锻炼以早上6~7点和傍晚6~7点为佳，早上温度适宜，傍晚则是最适宜人体运动的时段。运动项目，以慢热型、强度相对不大的项目为佳。一般来说，老年人可选择慢跑、散步、舞剑、体操等缓慢、轻柔的运动；中年人适合快走、健身操、骑车等中等强度的体育项目；而中小学生和年轻人则以跑步、跳绳、打羽毛球等为最佳的选择。

夏至节气阳气旺，清心养心切莫忘

夏至为夏季第四个节气，为每年阳历的6月21日左右。夏至表示炎热的夏天已经到来，虽不是最热的时候，但夏至后的一段时间内气温仍继续升高。"至者，极也。"夏至这天，太阳直射地面的位置到达一年的最北端，北半球的白昼达到最长，且越往北白天越长。夏至是一年中阳气最旺的时节，人体功能活动相对旺盛，若阴不潜阳，则往往会使人产生烦躁、失眠、焦虑、抑郁等异常精神症状。养生方面既要注意顺应夏季阳盛于外的特点，保护阳气，着眼于一个"长"字；又要注意补养心阴，以防阴不潜阳。以清心养心、安神定志为原则，经络穴位养生以调理心经穴位为主。

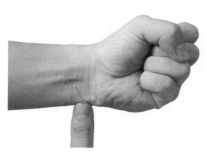

阴郄穴

宁心安神，滋阴清热，凉血固表。

 3~5分钟　　10~15分钟

定位　位于前臂掌侧，当尺侧腕屈肌腱的桡侧缘，腕横纹上0.5寸。

〈操作方法〉

取穴　仰掌屈肘，手掌小鱼际上角有一突起圆骨，其后缘向上可摸到一条大筋，沿着这一大筋之外侧缘（桡侧）上移一横指，作一标记，再取这一标记与腕横纹连线之中点即是本穴。

灸法　点燃艾条，距穴位2~3厘米处进行悬灸，使局部感觉温热，每次10~15分钟，灸至皮肤红晕为度，每天1次。

推拿　拇指指端按压穴位作旋转揉动，力度以感觉酸胀为度，每分钟50~100次，持续3~5分钟，每天1次，共7次。

神门穴

宁心安神。

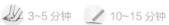 3~5分钟　　10~15分钟

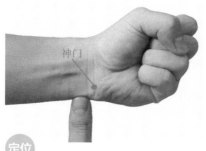

定位　位于腕部，腕掌侧横纹尺侧端，尺侧腕屈肌腱的桡侧凹陷处。

〈操作方法〉

取穴　仰掌屈肘，手掌小鱼际上角有一突起圆骨，其后缘向上可扪及一条大筋，这一大筋外侧缘（桡侧缘）与掌后腕横纹的交点即是本穴。

灸法　点燃艾条，距穴位2~3厘米处进行悬灸，使局部感觉温热，每次10~15分钟，灸至皮肤红晕为度，每天1次。

推拿　拇指指端按压穴位作旋转揉动，力度以感觉酸胀为度，每分钟50~100次，持续3~5分钟，每天1次，共7次。

肾俞穴

补肾填精。

🖐 3~5 分钟　　📏 10~15 分钟

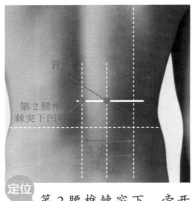

肾俞

第 2 腰椎
棘突下凹陷

3 寸

定位 第 2 腰椎棘突下，旁开
1.5 寸。

【操作方法】

取穴 先取命门穴（直立，由肚脐
中作线环绕身体一周，该线与后正
中线之交点即是本穴），由命门穴旁
开双侧各二横指（中食指，约 1.5 寸）
处即是本穴。

灸法 点燃艾条，距穴位 2~3 厘米
处进行悬灸，使局部感觉温热，每
次 10~15 分钟，灸至皮肤红晕为度，
每天 1 次。

推拿 拇指指端按压穴位作旋转揉
动，力度以感觉酸胀为度，每分钟
50~100 次，持续 3~5 分钟，每天 1
次，共 7 次。

关元穴

升阳举陷，益肾调经，
通利小便，健脾止泻。

📏 10~15 分钟

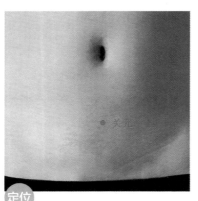

关元

定位 位于前正中线上，下腹
部，肚脐下 3 寸。

【操作方法】

取穴 先定位肚脐，然后往下约四
横指处。

灸法 点燃艾条，距穴位 2~3 厘
米处进行悬灸，使局部感觉温热，每
次 15~20 分钟，灸至皮肤红晕为度，
每天 1 次。

（二）饮食保健

夏至的饮食原则是"春夏养阳"，养阳重在"养心"。养心可以多喝牛奶，多吃豆制品、鸡肉、瘦肉等，既能补充营养，又可达到强心的作用。夏至时节气候炎热，饮食宜清淡，还可吃些生津止渴、清热解毒的食物，以防中暑及热伤风，如苦瓜、丝瓜、冬瓜、绿豆、西瓜等，但像苦瓜、西瓜等凉性果蔬也不宜多吃，以免损伤人体的脾胃。当然，对于辛辣刺激、油腻等温性食物尽量少吃或不吃，以免引起牙痛、烦躁、便秘等上火的表现。此外，夏季可多喝水、喝茶、喝粥，既能补充人体丢失的水分，又能清热解暑、补益脾胃、促进消化。

（三）起居保健

夏至应顺应自然界阳盛阴衰的变化，宜晚睡（晚睡是指晚上10、11点）早起，而老弱者更应早睡早起，尽量保持每天7小时左右的睡眠时间。从这天开始，一定要睡午觉。因为夏至阴生，在中医理论中，午觉是以阳养阴。夏至天气炎热，锻炼的时间最好选择在清晨或傍晚天气较为凉爽的时候进行，场地可选择在河湖水边、公园庭院等空气清新的地方，锻炼的项目以散步、打太极拳为好，剧烈的运动不宜做。此外，听舒缓的音乐有助于心脏休息，温水洗澡能消除疲劳、改善睡眠，切记勿夜卧贪凉，避免发生伤风、面瘫、关节疼痛、腹痛腹泻等病症。

小暑：起居要定时，勿贪凉露宿

小暑为夏季第五个节气，在每年阳历的7月6日或7日。时至小暑，已是初伏前后，到处绿树浓荫，很多地区的平均气温已接近30度，时有热浪袭人之感。此时也是人体阳气最旺盛的时候，"春夏养阳"，所以人们在工作劳动之时，要注意劳逸结合，保护人体的阳气。

　　小暑是全年降水量最多的一个节气，并会出现大暴雨、雷击和冰雹。此时人们常感到心烦不安，食欲减退，疲倦乏力。养生方面应按五脏主时，夏季为心所主而顾护心阳，心平气和，确保心脏机能的旺盛，同时防止暑湿之邪伤及人体的脾胃功能，以宁心安神、健脾和胃为原则。经络穴位养生以调理心经、胃经穴位为主。

（一）穴位保健

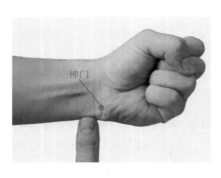

神门穴 宁心安神。

 3~5分钟　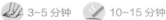 10~15分钟

定位 位于腕部，腕掌侧横纹尺侧端，尺侧腕屈肌腱的桡侧凹陷处。

【操作方法】

取穴 仰掌屈肘，手掌小鱼际上角有一突起圆骨，其后缘向上可扪及一条大筋，这一大筋外侧缘（桡侧缘）与掌后腕横纹的交点即是本穴。

灸法 点燃艾条，距穴位 2~3 厘米处进行悬灸，使局部感觉温热，每次 10~15 分钟，灸至皮肤红晕为度，每天 1 次。

推拿 拇指指端按压穴位作旋转揉动，力度以感觉酸胀为度，每分钟 50~100 次，持续 3~5 分钟，每天 1 次，共 7 次。

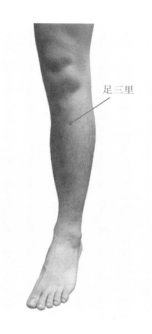

足三里

足三里穴 健脾和胃，疏经活络，祛痰镇静，强壮保健。

 3~5 分钟　　　10~15 分钟

定位 在小腿前外侧，当犊鼻穴下 3 寸，距胫骨前缘一横指（中指）。

◀ 操作方法 ▶

取穴 屈膝成 90 度，由犊鼻穴往下四横指，小腿两骨之间（胫、腓骨），距胫骨约一横指处是本穴。

灸法 点燃艾条，距穴位 2~3 厘米处进行悬灸，使局部感觉温热，每次 10~15 分钟，灸至皮肤红晕为度，每天 1 次。

推拿 拇指指端按压穴位作旋转揉动，力度以感觉酸胀为度，每分钟 50~100 次，持续 3~5 分钟，每天 1 次，共 7 次。

刮痧 在穴位局部涂上刮痧油后，手掌心紧贴刮痧板，与穴位皮肤呈 45~90 度，从上至下用合适的力度进行刮拭 20~30 次，直至皮肤出现痧痕为止，一周 2 次。

丰隆穴

清窍安神，健脾化痰，疏经活络。

 3~5 分钟　 10~15 分钟

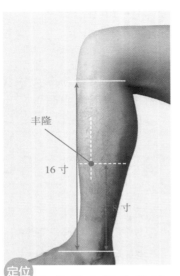

丰隆

16 寸

8 寸

定位　人体的小腿前外侧，外踝尖上 8 寸，距胫骨前缘二横指（中指）。

⟨操作方法⟩

取穴　犊鼻穴与外踝前缘平外踝尖处连线的中点，距胫骨前脊约二横指处即是本穴。

灸法　点燃艾条，距穴位 2~3 厘米处进行悬灸，使局部感觉温热，每次 10~15 分钟，灸至皮肤红晕为度，每天 1 次。

推拿　拇指指端按压穴位作旋转揉动，力度以感觉酸胀为度，每分钟 50~100 次，持续 3~5 分钟，每天 1 次，共 7 次。

拔罐　将罐吸住穴位局部后不移动，留置 10~15 分钟，直至皮肤呈瘀血为度，隔天 1 次，共 3 次。

百会穴

醒脑开窍，宁心安神，平肝潜阳，升阳固脱。

 15~20 分钟

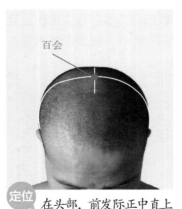

百会

定位　在头部，前发际正中直上 5 寸，两耳尖连线的中点。

⟨操作方法⟩

取穴　将两耳郭向前对折，由两个耳尖连线跨越头顶与头部前后正中线之交点即是本穴。

灸法　点燃艾条，距穴位 2~3 厘米处进行悬灸，使局部感觉温热，每次 15~20 分钟，灸至皮肤红晕为度，每天 1 次。

（二）饮食保健

夏季是消化道疾病的多发季节，在饮食调养上要改变饮食不节、不洁，以及有所偏嗜的不良习惯。饮食应以适量为宜。过饥：摄食不足易致气血不足，会引起形体倦怠消瘦，正气虚弱，抵抗力降低，继发其他病症；过饱：会加重脾胃的消化、吸收和运化功能的负荷，导致饮食阻滞，出现脘腹胀满嗳腐吞酸、厌食、吐泻等食伤脾胃之病。

（三）起居保健

人体的情志活动与内脏有密切关系，有其一定的规律。不同的情志刺激可伤及不同的脏腑，产生不同的病理变化。中医养生主张一个"平"字，即在任何情况之下不可有过激之处，如过喜则伤心，心伤则心跳神荡，精神涣散，思想不能集中，甚则精神失常等。心为五脏六腑之大主，一切生命活动都是五脏功能的集中表现，而这一切又以心为主宰，有"心动则五脏六腑皆摇"之说，心神受损又必涉及其他脏腑。故夏季养生重点突出"心静"二字，此时宜平心静气养心少动，以免阳气外泄太过。

大暑：宁心安神，恬淡虚无

大暑是一年中最热的节气，《月令七十二候集解》："大暑，六月中。暑，热也，就热之中分为大小，月初为小，月中为大，今则热气犹大也。"这时正值"中伏"前后，全国大部分地区进入一年中最热时期。大暑是雷阵雨最多的季节，气候炎热，酷暑多雨，暑湿之气容易乘虚而入，且暑气逼人，心气易于亏耗。若过于贪凉、露宿太过、久卧空调房、通宵开电扇、汗后冷水淋浴、大量饮用生冷甜腻食品，则易患中暑等病。大暑节气的养生以清心安神、健脾利湿为原则。经络穴位养生以调理心经、脾经穴位为主。

（一）穴位保健

神门穴 宁心安神

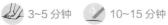

🦶 3~5 分钟　　🪡 10~15 分钟

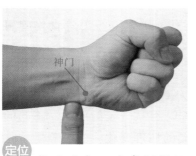

神门

定位 位于腕部，腕掌侧横纹尺侧端，尺侧腕屈肌腱的桡侧凹陷处。

〈操作方法〉

取穴 仰掌屈肘，手掌小鱼际上角有一突起圆骨，其后缘向上可扪及一条大筋，这一大筋外侧缘（桡侧缘）与掌后腕横纹的交点即是本穴。

灸法 点燃艾条，距穴位 2~3 厘米处进行悬灸，使局部感觉温热，每次 15~20 分钟，灸至皮肤红晕为度，每天 1 次。

推拿 拇指指端按压穴位作旋转揉动，力度以感觉酸为度，每分钟50~100 次，持续 3~5 分钟，每天 1次，共 7 次。

百会穴 醒脑开窍，宁心安神，平肝潜阳，升阳固脱。

 10~15 分钟

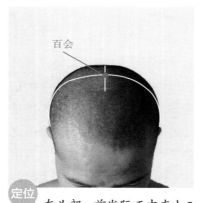

百会

定位 在头部，前发际正中直上 5寸，两耳尖连线的中点。

〈操作方法〉

取穴 将两耳郭向前对折，由两个耳尖连线跨越头顶与头部前后正中线之交点即是本穴。

灸法 点燃艾条，距穴位 2~3 厘米处进行悬灸，使局部感觉温热，每次 10~15 分钟，灸至皮肤红晕为度，每天 1 次。

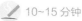

三阴交

健脾利湿，宁心安神，调和肝肾，疏经活络。　　3~5分钟　　10~15分钟

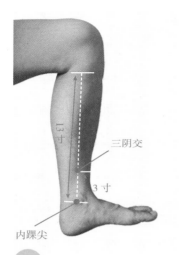

13寸

三阴交

3寸

内踝尖

定位　在小腿内侧，当足内踝尖上3寸，胫骨内侧缘后方。

【操作方法】

取穴　以手四指并拢，小指下边缘紧靠内踝尖上，食指上缘所在水平线在胫骨后缘的交点，即是本穴。

灸法　点燃艾条，距穴位2~3厘米处进行悬灸，使局部感觉温热，每次10~15分钟，灸至皮肤红晕为度，每天1次。

推拿　拇指指端按压穴位作旋转揉动，力度以感觉酸胀为度，每分钟50~100次，持续3~5分钟，每天1次，共7次。

（二）饮食保健

大暑是全年温度最高，阳气最盛的时节，在养生保健中常有"冬病夏治"的说法，故是每逢冬季发作的慢性疾病的最佳的治疗时机，如慢性支气管炎、肺气肿、支气管哮喘、腹泻、风湿痹证等阳虚证。所谓"天生万物以养民"，大暑期间，应该多吃丝瓜、西兰花和茄子等当季蔬菜，西瓜也是当季消暑的好选择。

（三）起居保健

大暑时节，气候炎热，在日常起居上，早间晨练不可过早，同时要注意运动时间也不宜过长，运动强度不可太大，剧烈运动后不可立即冲凉和大量食入冷饮。白天要尽量避免太阳直射，要保持充足的睡眠，不可在过于困乏时才睡，应当在微感乏累时便开始入睡。

第四节　秋季篇

秋季的整体特征与人体调养

秋季，太阳直射点从北半球逐渐南移，位于北半球的中国，昼夜长短差距变小。该季节为天气由热转凉，由凉转寒的过渡性季节，故在养生预防方面显得格外关键。中医认为，"燥"是秋季的主气，其被称之为"秋燥"。立秋后，暑热还未完全散去，昼夜温差大，表现为早晚凉爽，中午热。同时，天气也逐渐变得干燥，故秋季养生应以"防燥养阴"为主，应注意以下几个方面。

1 饮食

秋季人们在饮食方面应宜清润，不宜辛燥，应多吃新鲜水果和蔬菜，如冬瓜、萝卜、莲藕、海带、芹菜、苹果、梨子、柿子、百合等滋阴润燥的食物。另外可以适当多喝温开水，以补充水分，防治咽喉干燥等症状。

2 生活

在秋季到来之时，人体刚刚经历过"昼长夜短，晚睡早起"的夏季，故容易感到疲乏。此时我们应顺应自然规律，此时宜早睡晚起。其次，秋季气候早晚凉快，对于中老年人，特别是老年人，建议早晚外出时加上一件长袖，注意保暖，固护人体的阳气。同时，运动量也宜减少，以免过度耗伤人体阳气。皮肤最怕干燥，进入秋季，皮肤也要注意保水，女性朋友可多用保湿补水的面膜或面霜。

3 情志

秋季面对草木凋零、万物萧条的景象，人非常容易触景生情，也容易产生抑郁、悲观的情绪，出现"悲秋""秋愁"。此时要保持情志平和舒畅，不宜大喜大悲，以免引起血压的急剧上升，诱发心脑血管疾病。

所以，人们一定要顺应秋季的客观自然规律，遵循秋季的养生方法，保持心情舒畅，将疾病防患于未然，我们将分别具体讨论秋季不同节气的养生保健方法，以更好地帮助您保持健康。

立秋：养生三环节，保您身安体无忧

立秋，秋季的第一个节气，即秋季的开始，为每年的 8 月 7 日左右，立秋后阳气逐日消退，阴气一天盛似一天，正是气温变化的时候，容易引发各种疾病。因此，积极做好防御工作，才能让身体健康无忧。此章节中将给您介绍立秋养生的三个重要环节，让您的身体和心情像秋天的气候一样"爽"。

（一）穴位保健、祛邪固肺

立秋时节，主脏为肺，肺开窍于鼻，其华在皮毛；肺喜润恶燥，需谨防燥邪和热邪侵袭，中医养生以祛邪、固护肺阴为原则，经络穴位养生以调理肺经穴位为主。

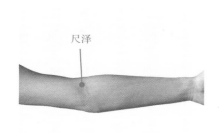

尺泽

尺泽穴　滋阴润肺，宽胸理气，通络止痛。

3~5 分钟　　10~15 分钟

定位　肘横纹中，肱二头肌腱桡侧凹陷处。

取穴 肘部微曲，手掌向前上方，触及肘弯里大筋（肱二头肌腱）的桡侧（外侧），与肘横纹的交点，即是本穴。

灸法 点燃艾条，距穴位 2~3 厘米处进行悬灸，使局部感觉温热，灸至皮肤红晕为度，每天 1 次。

推拿 用拇指指腹按住穴位作旋转揉动，力度以感觉酸胀为度，持续 3~5 分钟，然后用拇指指端按在穴位处，逐渐向下用力，以产生酸胀感为度，持续约 30 秒，每天 1 次。

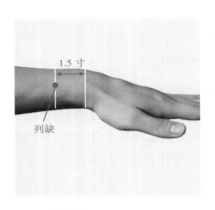

列缺穴 宣肺理气，祛风散邪。

3~5 分钟　10~15 分钟

定位 在前臂部，桡骨茎突上方，腕横纹上 1.5 寸处。

1.5 寸

列缺

〈操作方法〉

取穴 两手张开虎口，垂直交叉，一侧食指压于另一侧的腕后桡侧高突处，当食指尖所处赤白肉际的凹陷即是本穴。

灸法 点燃艾条，距穴位 2~3 厘米处进行悬灸，使局部感觉温热，灸至皮肤红晕为度，每天 1 次。

推拿 用拇指指腹按住穴位作旋转揉动，力度以感觉酸胀为度，持续 3~5 分钟。

灸贴 将灸贴撕开，把蕲艾精油均匀涂抹在灸贴有黏性面的蕲艾萃取物上，然后贴敷在穴位上，轻压周边胶布贴实，7~8 小时后取下。

膏肓穴　滋阴润肺，补虚益损。

 3~5 分钟　　10~15 分钟

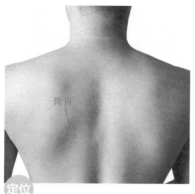

定位　在背部，当第 4 胸椎棘突下，旁开 3 寸。

〔操作方法〕

取穴　由平双肩胛骨下角之椎骨（第 7 胸椎）往上推 3 个椎骨即第 4 胸椎骨棘突下。

灸法　点燃艾条，放入温灸盒内施灸，使局部感觉温热，灸至皮肤红晕为度，每天 1 次。

推拿　用拇指指腹按住穴位作旋转揉动，力度以感觉酸胀为度，持续 3~5 分钟，然后用拇指指端按在穴位处，逐渐向下用力，以产生酸胀感为度，持续约 30 秒，每天 1 次。

偏历穴　清热利窍，利水消肿。

3~5 分钟　　10~15 分钟

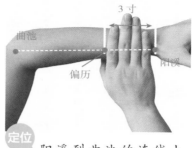

定位　阳溪到曲池的连线上，阳溪上 3 寸。

〔操作方法〕

取穴　两手虎口垂直交叉，当中指端落于前臂背面，所指处有一凹陷，即为此穴。

灸法　点燃艾条，距穴位 2~3 厘米处进行悬灸，使局部感觉温热，灸至皮肤红晕为度，每天 1 次。

推拿　用拇指指腹按住穴位作旋转揉动，力度以感觉酸胀为度，持续 3~5 分钟，每天 1 次。

（二）合理饮食，调胃养肺

立秋虽然是秋季的开始，但夏天的热意并未立刻散去，所以人们的饮食习惯尚不能马上从夏天饮食中调整过来，其肠胃功能也处于较弱的状态。因此，要多吃开胃、易消化的食物，避免增加肠胃负担。此外，食用薏米、小米、扁豆等食物，有助于健脾祛湿开胃。另一方面，中医认为，秋季与肺脏相应，秋季气候干燥，容易损伤肺脏。故秋季应多吃养阴润肺的食品，如百合、梨、萝卜、银耳、豆浆等。而像辣椒、生姜、大蒜等辛辣、燥烈的食物要少吃，以免因过食损伤肺阴。

（三）早睡早起，固阳宣肺

《史记》里面讲春生夏长、秋收冬藏是事物发生发展的过程。人作为大自然的一员，理应遵守这个规律。所以，秋天早点上床睡觉，能让人体的阳气收敛，不至耗散。中医认为，人体的阳气固密，则人身强体健，不易生病。而早上起来早一些，有助于肺气的宣发，不至于过度的收敛。此外，秋季的气温变化较大，应注意增减衣服，避免受凉。对于喜欢户外运动的人来说，也要及时擦汗，以免吹风着凉。

处暑：祛暑防燥，养脾保阴

"处"为躲藏、终止之意，《月令七十二候集解》说："处，去也，暑气至此而止矣。"谚语："处暑寒来"，此时为三伏天气的尾声，意味着暑气的结束。

"多事之秋"的养生保健有讲究，在处暑过后仍会遇到俗称"秋老虎"的闷热天气。处暑节气，为秋季的第二个节气，在每年阳历8月23日或24日；处暑处于由热转凉的交替时期，自然界的阳气由疏泄趋向收敛，此时白天炎热，早晚及夜间凉爽，昼夜温差大。人体的阴阳之气也呈现阳消阴长的趋势，我们应当顺应自然及人体阴阳的规律，而调整起居作息、膳食习惯，遵循"天人相应"的养生之道。

（一）穴位保健，滋阴润燥

正值处暑，天气正处在由热转凉的交替时期，自然界的阳气由疏泄趋向收敛，人体内阴阳之气的盛衰也随之转换。中医认为秋主燥，燥热耗气伤阴，故在秋季我们倡导滋阴润燥。

曲池穴 3~5分钟

清热利窍，疏经活络，祛风凉血，理气通腑，活血调经。

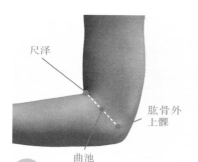

定位 在肘横纹外侧端，屈肘，当肘横纹外侧端与肱骨外上髁连线中点。

〔操作方法〕

取穴 微屈肘，肘横纹头与肘关节桡侧的高骨（肱骨外上髁）的中点即是本穴。

推拿 拇指指端按压穴位作旋转揉动，力度以感觉酸胀为度，每分钟 50~100 次，持续 3~5 分钟，每天 1 次，共 7 次。

阴陵泉穴

健脾渗湿，通利下焦，通络止痛。

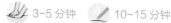 3~5分钟 10~15分钟

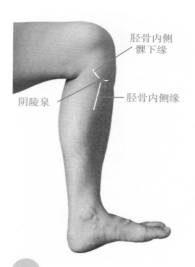

定位 在小腿内侧，胫骨内侧髁下缘与胫骨内侧缘之间的凹陷中。

〔操作方法〕

取穴 坐位，用拇指沿小腿内侧骨内缘（胫骨内侧）由下往上推，

至拇指抵膝关节下时，胫骨向内上弯曲之凹陷即是本穴。

灸法　点燃艾条，距穴位 2~3 厘米处进行悬灸，使局部感觉温热，灸至皮肤红晕为度，每天 1 次，共 7 次。

推拿　食指指端按压穴位作旋转揉动，力度以感觉酸胀为度，持续 3~5分钟。

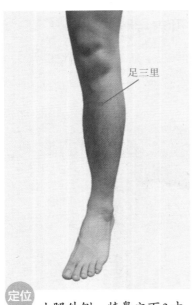

足三里

定位　小腿外侧，犊鼻穴下 3 寸，距胫骨前缘约一横指。

足三里穴

健脾和胃，疏经活络，祛痰镇静，强壮保健。

3~5 分钟　　10~15 分钟

【操作方法】

取穴　屈膝成 90 度，由犊鼻穴往下四横指，小腿两骨之间（胫、腓骨），距胫骨约一横指处是本穴。

灸法　将鲜姜切成直径 2~3 厘米，厚 0.2~0.3 厘米的薄片，中间以针刺数孔，然后将姜片置于穴位上，再将艾炷放在姜片上点燃施灸（每壮不超过姜片大小），每次灸 3 壮，使皮肤红润而不起疱为度，隔天 1 次，共 3 次。

推拿　将拇指屈曲，以指端点按于穴位，力度以感觉酸胀为度，持续3~5 分钟，每天 1 次。

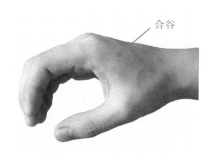

合谷

合谷穴

镇痛利窍，清热解表，
调经利产，疏经活络。

3~5 分钟

定位　在手背，第 1、2 掌骨间，当第二掌骨桡侧的中点处。

【操作方法】

取穴　拇、食指并拢，两指掌骨间有一肌肉隆起（骨间背侧肌），隆起肌肉之顶端即是本穴。

推拿　拇指指端按压穴位作旋转揉动，力度以感觉酸胀为度，持续 3~5 分钟，每天 1 次，共 7 次。

（二）饮食合理

素体胃肠功能不好者，难以适应气候的变化，易于出现胃肠疾病，经络穴位养生以调理大肠经、脾经穴位为主。可适量吃温补食物。早晨可吃几颗红枣或桂圆，多吃当季蔬菜水果，如梨、秋葵、藕、西红柿、茄子等。脸无痘、面不红者若有吃辣味的习惯，可适当吃些辣椒、胡椒之类食物。

（三）作息规律

充足的睡眠可消除疲劳，并使大脑及身体得到充分的休息，所以睡眠也是养生的重要方法之一，应充分利用睡眠来调养身体。处暑节气易出现气血阴阳亏虚，可能会使人出现"昼不寝，夜不瞑"的少寐现象，所以更要坚持午睡。

白露养生，理肺为先

在白露时节的夜间或早晨，树木花草上时常看到白色的露珠，露凝而白也，故名白露，为秋季的第三个节气。通常在每年阳历的 9 月 7 日 ~9 日之间。

白露时节的到来，寓意着天气逐渐凉爽。那么对于刚度过一个炎炎夏日，又立马进入凉爽秋天的我们，该如何在白露时节进行养生保健，防止疾病的发生呢？下面是一些白露时节的养生之道。

（一）穴位保健，滋阴润肺

进入"白露"之后，在晚上会感到一丝丝的凉意，表明天气已经转凉，阴气渐长，阳气渐藏。白露时节还易于引起凉燥，当注意防寒防燥。中医养生以润肺、滋阴为主，经络穴位养生以调理肺经穴位为主。

尺泽穴

滋阴润肺，宽胸理气，通络止痛。

 3~5 分钟   10~15 分钟

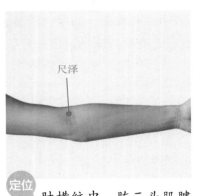

定位 肘横纹中，肱二头肌腱桡侧凹陷处。

【操作方法】

取穴 肘部微曲，手掌向前上方，触及肘弯里大筋（肱二头肌腱）的桡侧（外侧凹陷中），即是本穴。

灸法 点燃艾条，距穴位 2~3 厘米处进行悬灸，使局部感觉温热，灸至皮肤红晕为度，每天 1 次。

推拿 用拇指指腹按住穴位作旋转揉动，力度以感觉酸胀为度，持续 3~5 分钟，然后用拇指指端按在穴位处，逐渐向下用力，以产生酸胀感为度，持续约 30 秒，每天 1 次。

列缺穴　宣肺理气，祛风散邪。

3~5 分钟　10~15 分钟

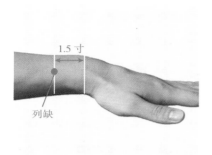

1.5 寸

列缺

定位　在前臂部，桡骨茎突上方，腕横纹上 1.5 寸处。

【操作方法】

取穴　两手张开虎口，垂直交叉，一侧食指压于另一侧的腕后桡侧高突处，当食指尖所处赤白肉际的凹陷即是本穴。

灸法　点燃艾条，距穴位 2~3 厘米处进行悬灸，使局部感觉温热，灸至皮肤红晕为度，每天 1 次。

推拿　用拇指指腹按住穴位作旋转揉动，力度以感觉酸胀为度，持续 3~5 分钟。

膏肓穴　滋阴润肺，疏经活络，补虚益损。

3~5 分钟　10~15 分钟

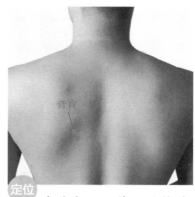

膏肓

定位　在背部，当第 4 胸椎棘突下，旁开 3 寸。

【操作方法】

取穴　由平双肩胛骨下角之椎骨（第 7 胸椎）往上推 3 个椎骨即第 4 胸椎骨棘突下。

灸法　点燃艾条，放入温灸盒内施灸，使局部感觉温热，灸至皮肤红晕为度，每天 1 次。

推拿　用拇指指腹按住穴位作旋转揉动，力度以感觉酸胀为度，持续 3~5 分钟，然后用拇指指端按在穴位处，逐渐向下用力，以产生酸胀感为度，持续约 30 秒，每天 1 次。

关元穴 培元固本，补益下焦。

 10~15分钟

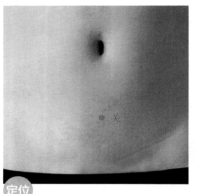

定位 肚脐下3寸，前正中线上。

【操作方法】

取穴 以手四指并拢，食指上缘紧靠肚脐，小指下缘所在水平线与前正中线的交点，即是本穴。

灸法 点燃艾条，距穴位2~3厘米处进行悬灸，使局部感觉温热，灸至皮肤红晕为度，每天1次。

复溜穴 补肾利水，敛阴止汗，疏经活络。

 3~5分钟  10~15分钟

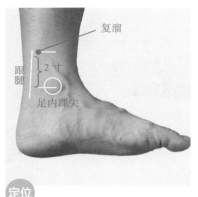

复溜

跟腱

2寸

足内踝尖

定位 在小腿内侧，太溪直上2寸，跟腱的前方。

【操作方法】

取穴 足内踝尖与跟腱连线中点（即太溪穴），由该穴上三横指即是本穴。

灸法 点燃艾条，距穴位2~3厘米处进行悬灸，使局部感觉温热，每次10~15分钟，灸至皮肤红晕为度，每天1次。

推拿 用拇指指腹按住穴位作旋转揉动，力度以感觉酸胀为度，持续3~5分钟，每天1次。

（二）饮食清淡富含营养

白露时节的饮食首先要清淡、易消化，而且应当富含维生素，尤其是过敏体质的人更加要注意。其次，白露时节，气候干燥，容

易损伤人体的津液，就像土地及庄稼失去水液的滋养而出现干裂、枯萎等，人要是失去津液的滋润，就会出现皮肤、口唇干燥，大便干结等津液损伤的表现。

中医认为，肺与大肠相表里，肺主皮毛，通过滋阴润肺的饮食调理，能够治疗津液损伤导致的上述表现。例如，可以多吃百合、梨、银耳、枸杞等，蔬菜可选用胡萝卜、南瓜、菠菜等，但油腻、辛辣刺激的食品要少吃或不吃。

（三）穿衣保暖，加强锻炼

"白露秋分夜，一夜冷一夜"，就是说白露时节，白天温和，早晚已凉，昼夜温差大。因此，在白露时节应当注意适当的增加衣服，防止着凉，以免出现感冒、咳嗽等病症。俗语"处暑十八盆，白露勿露身"，所要表达的意思正如此。

秋天是慢性支气管炎、哮喘、过敏性鼻炎等呼吸系统疾病高发的季节，我们应当加强体育锻炼，提高人体的抗病能力。比如，每天可进行慢跑、散步，时间为30分钟左右，亦可选择周末去登山。同时，保持愉悦的心情，常与人交流沟通，亦可宣肺理气，对身心健康大有裨益。

秋分一过是深秋，恰是调理肾脏时

秋分，农历二十四节气中的第十六个节气。自古谚语有"春分秋分昼夜平分"，从秋分这一天起，白天逐渐变短，黑夜变长（直至冬至日达到黑夜最长，白天最短），昼夜温差逐渐加大，波动幅度在10℃以上；气温逐日下降，一天比一天冷，逐渐步入深秋。

秋分时节，风和日丽，秋高气爽，丹桂飘香，也是人体抵抗力较弱的时候，一些疾病因此乘虚而入，让人猝不及防。比如，感冒、过敏性鼻炎、急性肠胃炎、皮肤瘙痒、便秘等。所以在日常生活中就要注意养生防病。秋分过后，养生保健主要以调理肾脏为主。中医认为，肾为先天之本。"智者之养生也，必顺四时而适寒暑"，秋季主"收"，秋天养肾养生，应当适应时节变化，收藏能量，养护身体。

（一）穴位养身、补肾为先

深秋寒凉，注意防寒，穴位养生以补肾经为主。

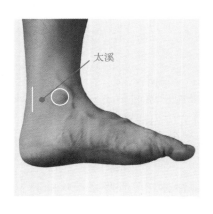

太溪

太溪穴

补肾益气，滋阴利窍，益肾纳气，
通调二便，温阳散寒。

 3~5分钟　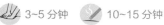 10~15分钟

定位　内踝后方，当内踝尖与跟腱之间的中点凹陷处。

〈操作方法〉

取穴　采用正坐，平放足底或仰卧的姿势，太溪穴位于足内侧，内踝后方与脚跟骨筋腱之间的凹陷处。

灸法　点燃艾条，距穴位 2~3 厘米处进行悬灸，使局部感觉温热，灸至皮肤红晕为度，每天 1 次。

推拿　用拇指指腹按住穴位作旋转揉动，力度以感觉酸胀为度，持续3~5 分钟，然后用拇指指端按在穴位处，逐渐向下用力，以产生酸胀感为度，持续约 30 秒，每天 1 次。

肾俞穴　补肾填精。　10分钟　10~15分钟

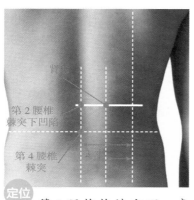

肾俞

第2腰椎
棘突下凹陷

第4腰椎
棘突

定位　第2腰椎椎棘突下，旁开1.5寸。

【操作方法】

取穴　两髂前上棘最高点连线于后正中线的交点为第4腰椎棘突，向上数2个棘突，由此棘突下旁开二横指（约1.5寸）处，即是本穴。

灸法　点燃艾条，距穴位2~3厘米处进行悬灸，使局部感觉温热，灸至皮肤红晕为度，每天1次。

推拿　手握空拳，捶打脊柱两旁，每次10分钟，力道一定要轻，切不可手握实拳，以防伤及肾脏。

命门穴　补肾培元，强壮腰脊

3~5分钟　10~15分钟

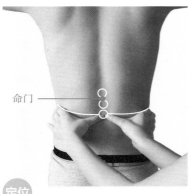

命门

定位　在腰部，当后正中线上，第2腰椎棘突下凹陷中。

【操作方法】

取穴　两髂前上棘最高点连线于后正中线的交点为第4腰椎棘突，向上数2个棘突，即为本穴。

灸法　点燃艾条，放入温灸盒内施灸，使局部感觉温热，灸至皮肤红晕为度，每天1次。

推拿　用拇指指腹按住穴位作旋转揉动，力度以感觉酸胀为度，持续3~5分钟，然后用拇指指端按在穴位处，逐渐向下用力，以产生酸胀感为度，持续约30秒，每天1次，亦可用手掌横擦腰背部，每次5分钟，直到发热为止。

（二）以食调脏，增强体质

秋分时节应多吃一些具有滋阴作用的食物，例如梨、黑芝麻、枸杞子等，还有一些富含水分的食物，如蔬菜，同时，中医传统"五仁"：杏仁、核桃仁、花生仁、芝麻仁和瓜子仁，均有润肺补肾、润燥滑肠的作用。还可多食用其他护肾食物，像动物肝脏、瘦肉、胡萝卜、冬瓜、西红柿、柑橘等，这类食物富含蛋白质、维生素，有利于提高机体免疫力。

（三）日常防护，锻炼为首

每天保持愉悦的心情，秋季多生抑郁悲伤之情绪。早上打太极拳、八段锦、易筋经，每天 15 分钟胜过吃补药。平时运动量不宜过大，尤其是老年人、儿童及体质虚弱者，以防出汗过多损伤阳气，因为此阶段人体阴精阳气处于收敛内养状态。每天晚上用热水泡脚20~30 分钟，以身体微微发汗为度，也可以在热水中加点盐或者艾绒（温馨提醒您，泡完脚指甲会有点变黑，爱美的人士注意哦，不过不用担心，多用清水冲洗会变淡）。

寒露养生，防寒防燥

寒露，露水以寒，将要结冰，意味着深秋已到，此时气温更低，气候从凉爽逐渐转寒，早晚温差更为明显，为秋季的第 5 个节气。往往为阳历 10 月 8 日或 9 日。

寒露时节，热冷交替明显，人体阳气渐退，阴气渐生，万物随寒气增长，逐渐萧落。那么此时该如何养身防病呢？防寒防燥是关键。

（一）穴位保健，扶阳养阴

《月令七十二候集解》说："九月节，露气寒冷，将凝结也。"寒露是深秋的开始，天气越来越凉。中医认为，人与自然界是一个统一的整体。此时，人体内阳气逐渐收敛，阴气逐渐生长。为避免着凉，应当保护自身的阳气，防止寒邪的侵害。

寒露在秋季，中医认为，秋季是燥邪当令的季节。燥邪容易损伤人体肺胃的阴精，出现唇口、鼻咽、皮肤干燥，干咳少痰，大便秘结等症状。所以，寒露又要养阴防燥。

肾俞穴 补肾填精。

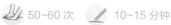 50~60 次　　10~15 分钟

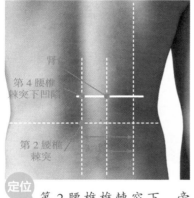

定位 第 2 腰椎椎棘突下，旁开 1.5 寸。

【操作方法】

取穴 两髂前上棘最高点连线于后正中线的交点为第 4 腰椎棘突，向上数 2 个棘突，由此棘突下旁开二横指（约 1.5 寸）处，即是本穴。

灸法 点燃艾条，距穴位 2~3 厘米处进行悬灸，使局部感觉温热，每次 15~20 分钟，灸至皮肤红晕为度，每天 1 次。

推拿 双掌摩擦至热后，把掌心贴于肾俞穴，这样反复来回摩擦 50~60 次，至出现酸胀感，并且腰部微微发热。

关元穴 升阳举陷，益肾调经，通利小便，健脾止泻。

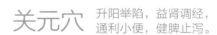 3~5 分钟　　10~15 分钟

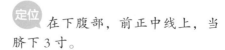

定位 在下腹部，前正中线上，当脐下 3 寸。

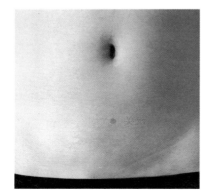

取穴 以手四指并拢，食指上缘紧靠肚脐，小指下缘所在水平线与前正中线的交点，即是本穴。

灸法 点燃艾条，距穴位 2~3 厘米处进行悬灸，使局部感觉温热，每次 10~15 分钟，灸至皮肤红晕为度，每天 1 次。

推拿 搓热掌心，将掌心放置在关元穴上，五指向上翘起，做回旋形动作。频率由慢到快，范围由小到大，直到有发热的感觉，每天 1 次。

鱼际穴 2 分钟

宣肺利咽，清热解表。

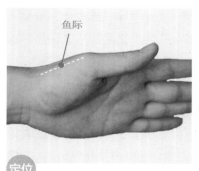

鱼际

定位 位于第 1 掌骨中点桡侧，赤白肉际处。

操作方法

取穴 侧掌，微握掌，腕关节稍向下屈，于第 1 掌骨中点赤白肉际处即是本穴。

推拿 用另一只手的大拇指在鱼际穴附近上下推动，或双手鱼际穴互相敲击，至掌侧发热即可，每天 1 次。

三阴交穴

健脾利湿，宁心安神，调和肝肾，疏经活络。

3~5 分钟　10~15 分钟

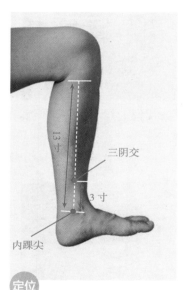

13 寸

三阴交

3 寸

内踝尖

定位 在小腿内侧，当足内踝尖上 3 寸，胫骨内侧缘后方。

操作方法

取穴　以手四指并拢，小指下边缘紧靠内踝尖上，食指上缘所在水平线在胫骨后缘的交点，即是本穴。

灸法　点燃艾条，距穴位 2~3 厘米处进行悬灸，使局部感觉温热，灸至皮肤红晕为度，每天 1 次。

推拿　用拇指指腹按住穴位作旋转揉动，力度以感觉酸胀为度，持续 3~5 分钟，然后用拇指指端按在穴位处，逐渐向下用力，以产生酸胀感为度，持续约 30 秒，每天 1 次。

（二）润肺益胃，养阴防燥

凉燥，多发生于深秋（寒露和霜降），深秋时节，天气转凉，昼夜温差大，早晚凉爽。中医认为，预防凉燥，多从润肺益胃、养阴防燥入手，饮食上少吃或不吃油炸、烘烤、辛辣等食品，防止燥热伤津。宜多吃些银耳、番茄、百合、沙参等具有滋阴润燥、益胃生津作用的食物。水果可选用梨、提子、香蕉等；蔬菜有冬瓜、莲藕等，以及菌类、海带、紫菜等。早餐应吃温食，可适当喝热药粥，像百合银耳粥、沙参粥、黄精粥等。一方面温食可保护胃气，另一方面药粥中的粳米等有很好的健运脾胃、补益中气的功效，特别适合脾胃虚弱的人们。同时室内要注意保湿，并注意补充水分。

（三）早睡早起、暖足添衣

《素问·四气调神大论》说"秋三月，早卧早起，与鸡俱兴。"寒露时节，白昼短，黑夜长，此时应当顺应自然的变化，调整作息，早睡早起。早起有助于舒展人体的阳气。中医认为，阳气舒展能促进血液的运行，防止形成血瘀（类似于现今之血栓）。早卧则有助于阴精的收藏，滋养五脏六腑、筋骨肌肉、皮肤腠理等，避免出现一系列"燥"的症状。

"寒露脚不露"，寒露时节，气温开始降低，切勿为了时尚露身、露脚或穿凉鞋，以防"寒从足入"，晚上最好用热水泡脚，这样可以促进血液循环，缓解疲劳。另外，还要适当添衣。虽然适当的寒冷刺激可提高人体的抵抗能力，但对于体质偏弱或患有慢性病的人来说，添衣保暖是十分必要的，避免冻出病来。但添衣应注意不要穿得太多，也不要只穿一件单衣。

霜降：保养阴精、润燥宜平补

"气肃而凝，露结为霜矣"，天气渐冷，开始有霜。霜降是秋季的最后一个节气，是秋季到冬季的过渡节气，在每年阳历 10 月 23 日或 24 日。此时气候已渐寒冷，夜晚下霜，晨起阴冷。在霜降时节，一天中温差很大，并且常有冷空气侵袭，使气温骤降，此时，养生保健就显得尤为重要。民间有谚语"一年补透透，不如补霜降"，足见这个节气对我们的影响。

（一）穴位保健，经脉养生

霜降节气夜晚地面上散热很多，阳气迅速衰退，阴气迅速生长，寒气阵阵，万物进入蛰伏时期。此时应该防寒邪，经络穴位养生以调理任脉穴位为主。

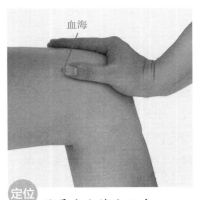

定位 髌骨内上缘上 2 寸。

血海穴 调经统血，清热凉血。

3~5 分钟　10~15 分钟

操作方法

取穴 屈膝，在大腿内侧，髌底内侧端上 2 寸，当股四头肌内侧头的隆起处。

灸法　点燃艾条，距穴位 2~3 厘米处进行悬灸，使局部感觉温热，灸至皮肤红晕为度，每天 1 次。

推拿　拇指指端按压穴位作旋转揉动，力度以感觉酸胀为度，每分钟 50~100 次，持续 3~5 分钟，每天 1 次。

关元穴
升阳举陷，益肾调经，通利小便，健脾止泻。

 2 分钟　10~15 分钟

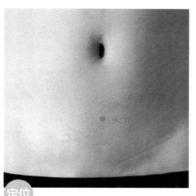

定位　在下腹部，前正中线上，当脐下 3 寸。

【操作方法】

取穴　以手四指并拢，食指上缘紧靠肚脐，小指下缘所在水平线与前正中线的交点，即是本穴。

灸法　点燃艾条，距穴位 2~3 厘米处进行悬灸，使局部感觉温热，灸至皮肤红晕为度，每天 1 次。

推拿　搓热掌心，将掌心放置在关元穴上，五指向上翘起，做回旋形动作。频率由慢到快，范围由小到大，直到有发热的感觉，每天 1 次。

中脘穴
10~15 分钟

健脾和胃，宁心安神，疏肝利胆。

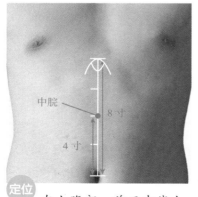

中脘

8 寸

4 寸

定位　在上腹部，前正中线上，当脐中上 4 寸。

【操作方法】

取穴　肚脐中央至胸剑联合中点处。

灸法　点燃艾条，距穴位 2~3 厘米处进行悬灸，使局部感觉温热，灸至皮肤红晕为度，每天 1 次。

（二）冬补不如补霜降

饮食养生民间有"冬补不如补霜降"的说法。霜降是秋季的最后一个节气，秋令属金，脾胃为后天之本，此时宜平补，尤其应健脾养胃，以养后天。此时健脾养阴润燥的食物有很多，如红薯、萝卜、板栗、百合等食物。当然，也可配合药膳进行饮食调养。

另外，秋季燥邪易伤人体津液，津液既耗，就会出现燥象。因此，秋季养生应多吃芝麻、蜂蜜、银耳、青菜之类的柔润食物，以及梨、葡萄、香蕉等水分丰富、滋阴润肺的水果。

（三）防感冒，养心情

防感冒：秋天气候早晚温差大，冷热失常，往往使人措手不及，风邪往往会乘虚而入，使人生病，被中医称为贼风。因此，一定要注意保暖，增强免疫力，防止感冒。

养心情：秋季养生防秋郁，中医讲七情内伤是重要致病因素，所以保持愉悦的心情是维持身体健康的重要因素。还可以适当地参加一些有益身心的娱乐活动，如歌舞、登山等。

第五节　冬季篇

冬季的整体特征与人体调养

冬季，是指我国农历 10、11、12 月，包括立冬、小雪、大雪、冬至、小寒、大寒 6 个节气。冬季养生的重要原则是"防寒养肾"。肾是人体生命的原动力，肾气旺，生命力强，机体才能适应严冬的变化。而保证肾气旺的关键就是防止严寒气候的侵袭。

冬季气候寒冷，寒气凝滞收引，易导致人体气机、血运不畅，而使许多旧病复发或加重。特别是那些严重威胁生命的疾病，如中风、脑出血、心肌梗死等，不仅发病率明显增高，而且死亡率亦急剧上升。所以冬季养生要注意防寒。

冬季，人体阳气收藏，气血趋向于里，皮肤致密，水湿不易从体表外泄，而经肾、膀胱的气化，少部分变为津液散布周身，大部分化为水，下注膀胱成为尿液，无形中就加重了肾脏的负担，易导致肾炎、遗尿、尿失禁、水肿等疾病。因此冬季养生要注意肾的养护。

本节将从穴位、饮食、起居三部分来讲冬季的各个节气如何养生。

立冬：养生三环节，御寒护阳调脾肾

"北风潜入悄无声，未品浓秋已立冬"。"立"是开始之意，立冬，即冬季的开始。立冬时节，阳消阴长，阳气渐收，阴气渐长。虽然天气不会太冷，但气温逐渐下降，此时养生应注意"御寒护阳，调理脾肾"。

《月令七十二候集解》说："立冬，十月节，地始冻，土气凝寒未至于拆。"立冬是冬天的开始，气温逐渐寒冷。中医认为，寒为阴邪，易伤阳气。尤其是损伤脾肾的阳气，出现畏寒肢冷、腰脊冷痛、小便清长，或夜尿频多、大便溏泄等症状。所以，我们要避免寒邪侵袭，顾护自身阳气，调理脾肾功能。

（一）穴位保健，调补脾肾

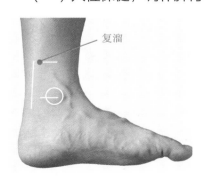

复溜

复溜穴 补肾利水，敛阴止汗，疏经活络。

3~5分钟　　10~15分钟

定位 在小腿内侧，太溪直上2寸，跟腱的前方。

255

〈操作方法〉

取穴　足内踝尖与跟腱联线中点（即太溪穴），由该穴上三横指即是本穴。

灸法　点燃艾条，距穴位 2~3 厘米处进行悬灸，使局部感觉温热，灸至皮肤红晕为度，每天 1 次。

推拿　用拇指指腹按住穴位作旋转揉动，力度以感觉酸胀为度，持续 3~5 分钟，每天 1 次。

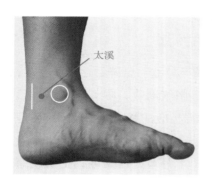

太溪穴

补肾益气，滋阴利窍，
益肾纳气，温阳散寒。

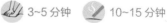 3~5 分钟　　10~15 分钟

定位　在足内侧，内踝后方，当内踝尖与跟腱之间的凹陷处。

〈操作方法〉

取穴　由足内踝尖往后推至凹陷（约当内踝尖与跟腱间之中点）即是本穴。

灸法　点燃艾条，距穴位 2~3 厘米处进行悬灸，使局部感觉温热，灸至皮肤红晕为度，每天 1 次。

推拿　用拇指指腹按住穴位作旋转揉动，力度以感觉酸胀为度，持续 3~5 分钟，然后用拇指指端按在穴位处，逐渐向下用力，以产生酸胀感为度，持续约 30 秒，每天 1 次。

肾俞穴 补肾填精。

50~60 次 10~15 分钟

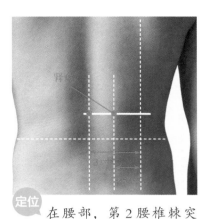

定位 在腰部，第 2 腰椎棘突下，后正中线旁开 1.5 寸。

取穴 先取命门穴（直立，由肚脐中作线环绕身体一周，该线与后正中线之交点即是本穴），由命门穴旁开双侧各二横指（中食指，约 1.5 寸）处即是本穴。

灸法 点燃艾条，放入温灸盒内施灸，使局部感觉温热，灸至皮肤红晕为度，隔天 1 次。

推拿 双掌摩擦至热后，把掌心贴于肾俞穴，这样反复来回摩擦 50~60 次，至腰部出现明显透热。

脾俞穴 健脾利湿，疏经活络。

50~60 次 10~15 分钟

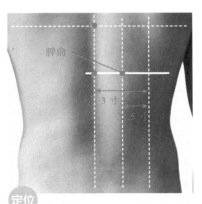

定位 在背部，第 11 胸椎棘突下，后正中线旁开 1.5 寸。

取穴 与肚脐中相对应处即为第 2 腰椎，由第 2 腰椎往上摸 3 个椎体，即为第 11 胸椎，由其棘突下旁开二横指（约 1.5 寸）处即是本穴。

灸法 点燃艾条，放入温灸盒内施灸，使局部感觉温热，灸至皮肤红晕为度，隔天 1 次。

推拿 双掌摩擦至热后，把掌心贴于本穴，这样反复来回摩擦 50~60 次，至腰部出现明显透热。

关元穴

升阳举陷，益肾调经，通利小便，健脾止泻。

3~5分钟　10~15分钟

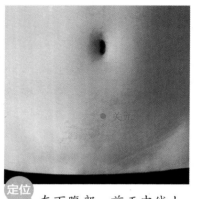

关元

定位　在下腹部，前正中线上，当脐下3寸。

操作方法

取穴　以手四指并拢，食指上缘紧靠肚脐，小指下缘所在水平线与前正中线的交点，即是本穴。

灸法　点燃艾条，放入温灸盒内施灸，使局部感觉温热，灸至皮肤红晕为度，隔天1次。

推拿　搓热掌心，将掌心放置在关元穴上，五指向上翘起，做回旋形动作。频率由慢到快，范围由小到大，直到有发热的感觉，每天1次。

（二）饮食调养，温补为主

立冬气温偏低，人体为抵御寒冷会增加产热，这样就会造成人体的热量散失过多。所以，饮食方面可以适当摄入具有温阳散寒、增加热量的食物，如羊肉、狗肉、牛肉、虾、鹌鹑等，这样能够起到较好的御寒效果。

其次，冬季因天气原因，蔬菜产量不高。因此，冬季过后，人们往往因维生素不足，出现口腔溃疡、出血、便秘等症状。这时就需要补充富含维生素的蔬菜和水果，如大白菜、胡萝卜、白萝卜、油菜、苹果、香蕉、橙子等。

最后，要少吃寒凉的食物，以免损伤人体的阳气。尤其是冰棒、冰饮料等，切莫因一时贪吃，而损害身体健康。另外，立冬是适合进补的节气，但不能盲目地进补，这样会增加肠胃的负担，过多食用温补食品也会酿生内热，不利于人体健康。

（三）早睡晚起，避寒就温

《素问·四季调神大论》："冬三月，此谓闭藏……，早卧晚起，必待日光，使志若伏若匿，若有私意，若已有得，去寒就温，无泄皮肤，使气亟夺。"冬季气候寒冷，草木凋零，是万物生机潜伏闭藏的季节。人们应该早睡晚起，日出而作，保证充足的睡眠，有利于阳气潜藏，阴精蓄积。

同时，要注意避寒就温，切莫让皮肤腠理开泄出汗，导致体内闭藏的阳气受损。阳气受损，就会失去新陈代谢的活力，能量产生就会减少，人就容易生病。另外，在精神调养上要做到力求其静，保持精神情绪的安宁，含而不露，避免烦扰，使体内阳气得以潜藏。

小雪：宽心顺气 补肾健脾

小雪节气在每年阳历 11 月 22 日或 23 日。雪是寒冷天气的产物。此时天已积雪，寒未深而雪未大，故名小雪。这时的黄河以北地区已到了北风吹、雪花飘的猛冬，此时我国北方地区会出现初雪，虽雪量有限，但还是提示我们到了御寒保暖的季节。

小雪，即预示降水形式由雨变为雪，但此时"地寒未甚"，雪下得还不大，为冬季的第 2 个节气。阳气潜藏，阴气盛极，草木凋零，蛰虫伏藏，万物活动趋向休止。主脏为脾、肾：脾为阴中之至阴，在液为唾，在体合肌肉、主四肢，其华在唇，在志为思；肾主蛰守位，在窍为耳及二阴，在体合骨，生髓，其华在发，在志为恐。

（一）穴位保健，补肾健脾

肾俞穴 补肾填精。 10~15分钟

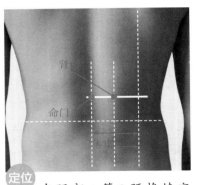

定位 在腰部，第2腰椎棘突下，后正中线旁开1.5寸。

【操作方法】

取穴 先取命门穴（直立，由肚脐中作线环绕身体一周，该线与后正中线之交点即是本穴），由命门穴旁开双侧各二横指（中食指，约1.5寸）处即是本穴。

灸法 点燃艾条，放入温灸盒内施灸，使局部感觉温热，每次10~15分钟，灸至皮肤红晕为度，隔天1次。

三阴交穴 健脾利湿，调经助产，宁心安神，调和肝肾，疏经活络。

 3~5分钟 10~15分钟

【操作方法】

取穴 以手四指并拢，小指下边缘紧靠内踝尖上，食指上缘所在水平线在胫骨后缘的交点，即是本穴。

灸法 点燃艾条，放入温灸盒内施灸，使局部感觉温热，灸至皮肤红晕为度，隔天1次。

推拿 拇指指端按压穴位作旋转揉动，力度以感觉酸胀为度，每分钟50~100次，持续3~5分钟，每天1次。

图中标注：肾俞、命门、三阴交、内踝尖、13寸、3寸

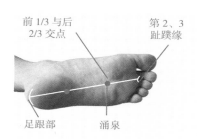

前1/3与后2/3交点　第2、3趾蹼缘

足跟部　涌泉

涌泉穴

醒神开窍，疏肝熄风，益肾调便，利咽润喉，滋阴清热。

100 次　　10~15 分钟

定位　位于足前部凹陷处第 2、3 趾趾缝纹头端与足跟连线的前 1/3 处。

【操作方法】

取穴　仰卧或俯卧位，五个足趾屈曲，屈足掌，当足底掌心前面（约足底中线前 1/3 处）正中之凹陷处即是本穴。

灸法　点燃艾条，距穴位 2~3 厘米处进行悬灸，使局部感觉温热，每次 10~15 分钟，灸至皮肤红晕为度，每天 1 次。

推拿　临睡前，洗脚后坐于床上，将两手搓热。然后，先用右手握右足，用左手中指、食指两指擦右足涌泉穴 100 次。再用左手握左足，用右手中指、食指两指擦左足涌泉穴 100 次。

（二）少辛防内火

由于天气寒冷，室内已经开始吹空调，或者是开暖风，再加上天气干燥，极易引发"内火"，也就是人们常说的容易上火。很多人脸上会开始冒痘或者是口腔溃疡，这都是"内火"的表现。少吃辛辣的食物可以减少上火的概率，多吃富含维生素及微量元素丰富的当季蔬菜和水果，如橙子、萝卜、白菜等。

（三）阳光防抑郁，保暖防感冒

随着天气渐冷，万物凋零，人的情绪也会随之变得比较低落，容易引发或加重抑郁症，所以应调节自己的心态，保持乐观。清代医学家吴尚说："七情之病，看花解闷，听曲消愁，有胜于服药者也。"

小雪天气较为寒冷，注意起居要做好防寒保暖，外出应及时增添衣服，日常多喝温水，促排毒，睡前可以热水泡脚，促进血液循环。

大雪节气至，进补正当时

晚来天欲雪，能饮一杯无？"大者盛也，至此而雪盛也"，此节气表示从此开始降大雪。人们盼着在大雪节气中看到"瑞雪兆丰年"的好兆头，可见大雪节气的到来，预示着来年的幸福吉祥。此时天气寒冷，降雪频率更高。大雪为冬季的第三个节气——阴气渐达最盛时期，盛极而衰，阳气已有所萌动。主脏为肾，肾主蛰守位，肾在窍为耳及二阴，在体合骨，生髓，其华在发，在志为恐。

大雪节气后，天气越来越凉，雪后的大风使气温骤降，咳嗽、感冒的人比平时多。未病先防一直是中医疗法的一大特色，"正气存则邪气不干"，因此温馨提示大家：大雪节气至，进补正当时！

（一）穴位保健

大椎穴 解表退热，止咳平喘，宁心安神，清热凉血，强壮腰脊。

 10~15 分钟

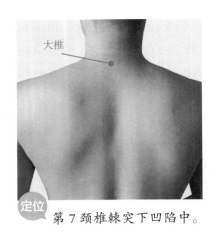

大椎

定位 第 7 颈椎棘突下凹陷中。

〔操作方法〕

取穴 在后正中线上，可见颈背部交界处椎骨上有一高突；这一高突能随颈部左右摆动而转动即是第 7 颈椎棘突。在第 7 颈椎棘突下有一凹陷，即是本穴。

灸法 点燃艾条，距穴位 2~3 厘米处进行悬灸，使局部感觉温热，灸至皮肤红晕为度，每天 1 次。

至阳穴 疏肝利胆，止咳平喘，强壮腰脊。 10~15 分钟

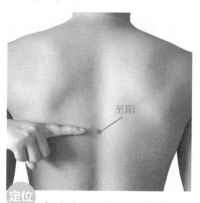

定位 在背部，当后正中线上，第 7 胸椎棘突下凹陷中。

【操作方法】

取穴 在肩胛骨的下角，将两个点结合起来画一条线，与后背正中相接的地方就是至阳穴。

灸法 点燃艾条，距穴位 2~3 厘米处进行悬灸，使局部感觉温热，灸至皮肤红晕为度，每天 1 次。

肾俞穴 补肾填精。 10~15 分钟

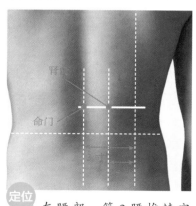

定位 在腰部，第 2 腰椎棘突下，后正中线旁开 1.5 寸。

【操作方法】

取穴 先取命门穴（直立，由肚脐中作线环绕身体一周，该线与后正中线之交点即是本穴），由命门穴旁开双侧各二横指（中食指，约 1.5 寸）处即是本穴。

灸法 点燃艾条，距穴位 2~3 厘米处进行悬灸，使局部感觉温热，灸至皮肤红晕为度，每天 1 次。

（二）饮食保健

大雪节气到来，气温寒冷，人们养生应以食补为主。冬季饮食进补要遵循以下几个原则：药补不如食补；食补应注意少肥甘厚味；

食补也需适量适度。那么，大雪节气该吃什么呢？为了方便大家记忆，在此总结了一些。

大雪节气宜食谷——荞麦预防冬病

大雪节气宜食蔬——百菜不如白菜

大雪节气宜食果——柑橘全身是宝

大雪节气宜食豆——黑豆缓解心脑血管疾病

大雪节气宜食肉——羊肉温阳祛寒

此外，还要适当运动，保持良好心态和充足的睡眠，方能健康过冬。

冬至巧养生，三九灸进补

古人对冬至的说法是：阴极之至，阳气始生，日南至，日短之至，日影长之至，故曰"冬至"，意思是从冬至起，天地的阳气开始，太阳照射在最南边，日照时间达到最短，日影最长。《汉书》有云："冬至阳气起，君道长，故贺……"人们认为自冬至起，天地阳气开始兴作渐强，代表下一个循环开始，是大吉之日，因此把冬至当做节日来过。

冬至过后，各地气候都进入一个最寒冷的阶段，也就是人们常说的"进九"，冬天的三九天是一年中最冷的时候，中国民间有"冷在三九，热在三伏"的说法。传统中医理论认为，此时阳气敛藏，气血不畅，皮肤干燥，毛孔闭塞。现代气象医学研究表明，寒冷的气候使得人体免疫功能下降、内分泌失调、血液循环发生改变，最易感染呼吸系统疾病。

"夏养三伏，冬补三九，冬夏共治，阴阳调衡，疗效相得益彰"，这是三九天艾灸的理论。冬至是阴寒盛极之日，也是阳气初生之时。因为阴气盛极而衰，阳气开始萌芽，所以选冬至作为三九进补的开始，就是顺应自然界阳气初生，以助人体阳气的生成。可以提高人体免疫力，增强抗病能力，预防和减少冬春季多发疾病。

（一）穴位保健

神阙穴　回阳固脱，健脾利湿。　 10~15分钟

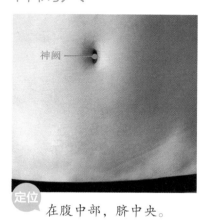

神阙 —

【操作方法】

灸法　点燃艾条，距穴位2~3厘米处进行悬灸，使局部感觉温热，每次10~15分钟，灸至皮肤红晕为度，每天1次。

定位　在腹中部，脐中央。

关元穴　升阳举陷，益肾调经，通利小便，健脾止泻。　10~15分钟

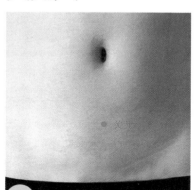

【操作方法】

取穴　以手四指并拢，食指上缘紧靠肚脐，小指下缘所在水平线与前正中线的交点，即是本穴。

灸法　点燃艾条，距穴位2~3厘米处进行悬灸，使局部感觉温热，每次10~15分钟，灸至皮肤红晕为度，每天1次。

定位　在下腹部，前正中线上，当脐下3寸。

肺俞穴　宣肺理气，滋阴清热，疏经活络，祛风止痒。 10~15分钟

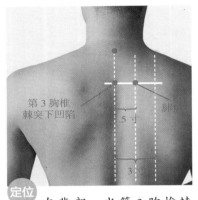

第3胸椎
棘突下凹陷

肺俞

1.5寸

3寸

定位　在背部，当第3胸椎棘突下，旁开1.5寸。

【操作方法】

取穴　先在颈部找到大椎穴（即低头时脊柱正中突出的最高点，抬头时该突出的棘突会消失），然后向下数3个棘突，旁开双侧各二横指（中食指，约1.5寸）处即是本穴。

灸法　点燃艾条，距穴位2~3厘米处进行悬灸，使局部感觉温热，灸至皮肤红晕为度，每天1次。

肾俞穴　补肾填精。 10~15分钟

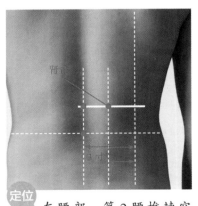

肾俞

3寸

定位　在腰部，第2腰椎棘突下，后正中线旁开1.5寸。

【操作方法】

取穴　先取命门穴（直立，由肚脐中作线环绕身体一周，该线与后正中线之交点即是本穴），由命门穴旁开双侧各二横指（中食指，约1.5寸）处即是本穴。

灸法　点燃艾条，距穴位2~3厘米处进行悬灸，使局部感觉温热，灸至皮肤红晕为度，每天1次。

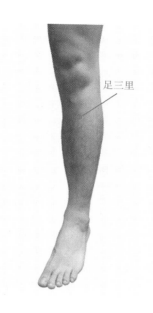

足三里

足三里穴 🖊 10~15分钟

健脾和胃，疏经活络，消痈止痛，强壮保健。

定位 在小腿前外侧，当犊鼻穴下3寸（四横指），距胫骨前缘一横指。

【操作方法】

灸法 点燃艾条，距穴位2~3厘米处进行悬灸，使局部感觉温热，灸至皮肤红晕为度，每天1次。

（二）三藏三补，调和阴阳

"三藏"：第一，勿妄泄精。节欲保精，忌过分疲劳。第二，勿妄耗神。心神调和，不要过分劳心，晚上少熬夜。第三，勿妄泄气。情绪节制，不要悲喜过度，也不要过分劳累，如激烈运动、出汗过多等。

"三补"：冬虫夏草、人参、附片为三九时节三大补品。一补气虚，气虚者可食用冬虫夏草5枚、人参3~5克炖的鸡汤；二补血虚，血虚者可食用当归10克、生姜炖的羊肉汤；三补阳虚，阳虚者可以多食狗肉和羊肉。

天灸养阳，效力勘彰。在三九天行天灸疗法贴敷穴位，能温阳益气，健脾补肾益肺，祛风散寒，起到通经活络止痛的功效。因此每年冬天三九天时进行"三九灸"来加强和巩固三伏天灸疗效。

小寒节气调脐肾，起居要保暖

《月令七十二候集解》曰："十二月节，月初寒尚小，故云。月半则大矣。"小寒的意思是天气已经很冷，中国大部分地区小寒和大寒一般都是最冷的时期，小寒一过，就进入"出门冰上走"的三九天了。

小寒的特点是天渐寒，尚未大冷，但隆冬"三九"基本上处于本节气内，因此又有"小寒胜大寒"之说。中国古代将小寒分为三候"一候雁北乡，二候鹊始巢，三候雉始雊"，此时阳气已动，大雁北迁，喜鹊开始筑巢，雉在接近四九时会感阳气的生长而鸣叫。

进入小寒年味渐浓，人们开始忙着写春联、剪窗花，赶集买年画等，为过节作准备。

（一）穴位保健，调补肺肾

肺俞穴 宣肺理气，滋阴清热，祛风止痒。 10~15分钟

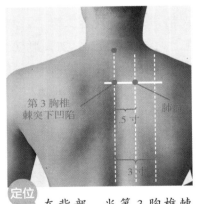

第3胸椎棘突下凹陷　　　肺俞

5寸

3寸

定位 在背部，当第3胸椎棘突下，旁开1.5寸。

操作方法

取穴 先在颈部找到大椎穴（即低头时脊柱正中突出的最高点，抬头时该突出的棘突会消失），然后向下数3个棘突，旁开双侧各二横指（中食指，约1.5寸）处即是本穴。

灸法 点燃艾条，距穴位2~3厘米处进行悬灸，使局部感觉温热，灸至皮肤红晕为度，每天1次。

肾俞穴 补肾填精。 10~15分钟

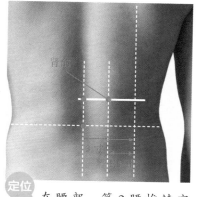

定位 在腰部，第2腰椎棘突下，后正中线旁开1.5寸。

「操作方法」

取穴 先取命门穴（直立，由肚脐中作线环绕身体一周，该线与后正中线之交点即是本穴），由命门穴旁开双侧各二横指（中食指，约1.5寸）处即是本穴。

灸法 点燃艾条，距穴位2~3厘米处进行悬灸，使局部感觉温热，灸至皮肤红晕为度，每天1次。

关元穴 升阳举陷，益肾调经。  3~5分钟 10~15分钟

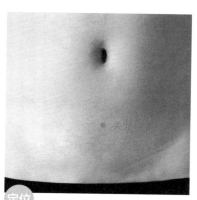

定位 在下腹部，前正中线上，当脐下3寸。

「操作方法」

取穴 以手四指并拢，食指上缘紧靠肚脐，小指下缘所在水平线与前正中线的交点，即是本穴。

灸法 点燃艾条，放入温灸盒内施灸，使局部感觉温热，灸至皮肤红晕为度，隔天1次。

推拿 搓热掌心，将掌心放置在关元穴上，五指向上翘起，做回旋形动作。频率由慢到快，范围由小到大，直到有发热的感觉，每天1次。

三阴交穴

健脾利湿，宁心安神，调和肝肾，疏经活络。

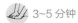 3~5分钟 10~15分钟

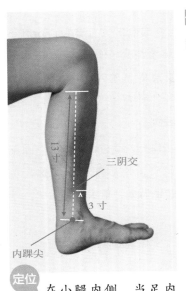

三阴交

13寸

3寸

内踝尖

定位 在小腿内侧，当足内踝尖上3寸，胫骨内侧缘后方。

操作方法

取穴 以手四指并拢，小指下边缘紧靠内踝尖上，食指上缘所在水平线在胫骨后缘的交点，即是本穴。

灸法 点燃艾条，距穴位2~3厘米处悬灸，使局部感觉温热，每次10~15分钟，灸至皮肤红晕为度，隔天1次。

推拿 拇指指端按压穴位作旋转揉动，力度以感觉酸胀为度，每分钟50~100次，持续3~5分钟，每天1次。

（二）饮食应减甘增苦

小寒因处隆冬，土气旺，肾气弱，因此，饮食方面宜减甘增苦，补心助肺，调理肾脏。所谓"三九补一冬"，但小寒时切记不可大补。在饮食上可多吃羊肉、牛肉、芝麻、核桃、杏仁、瓜子、花生、榛子、松子、葡萄干等，也可结合药膳进行调补。

（三）起居要保暖，运动宜在日出后

小寒是一年中最冷的节气之一，此时在起居上一定要注意保暖。中医认为"寒性凝滞，寒性收引"，天气寒冷，则关节痛、颈椎病甚至是心脑血管疾病都容易发病。所以保暖是第一要务，尤其是对肩颈部、足部等易受凉的部位要倍加呵护。对于老人家，则在保暖的

同时还要注意通风，密切防范心脑血管疾病的发生。

小寒正处于季冬之月，此时阳气潜伏。在精神调养方面，应宁神定志，避免情绪过于激动，保持心态乐观，莫要劳神忧事。俗话说"冬练三九"，但小寒时节的运动原则是，一要在日出后才开始锻炼，二是准备运动不可马虎，应待身体暖和后再脱衣锻炼。运动要适度，以养胃气，莫要练到大汗淋漓。锻炼后要及时穿衣，避免寒邪侵袭。

运动项目可以选择长跑、滑雪、跳绳、踢毽子等。可选择《遵生八笺》里的"十二月坐功"：每晚 11 时至凌晨 3 时，正坐，一只手抱住脚，另一只手抱腿朝头上方用力抬，直到抬不上去为止，左右方向各做三至五次，然后牙齿叩动三十六次，调息吐纳，津液咽入丹田九次。

大寒节气养生：四个关键穴位

大寒是我国大部地区一年中的寒冷时期，风大，低温，地面积雪不化，呈现出冰天雪地、天寒地冻的严寒景象。

"小寒大寒，冷成一团"的谚语，说明大寒节气是一年中的寒冷时期。大自然阴气盛极，阳气沉降到极点并准备生发；大寒为"冬三月之末"，又与立春相承接，春天阳气升发，也是人体肝气升发的季节。

此节气是生机潜伏、万物蛰藏的时令，此时不易轻易扰动阳气，应注意固护精气，滋养阳气，以促进脏腑生理功能。

风门穴 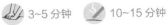 疏风解表，疏经活络。

3~5分钟　　10~15分钟

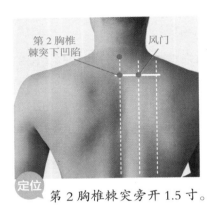

第2胸椎
棘突下凹陷　　　　风门

定位 第2胸椎棘突旁开1.5寸。

肾俞穴 补肾填精。

3~5分钟　　10~15分钟

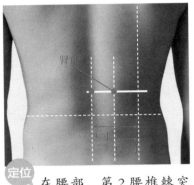

肾俞

3寸

定位 在腰部，第2腰椎棘突下，后正中线旁开1.5寸。

〔操作方法〕

取穴 由颈后高骨往下推2个椎骨，其棘突下凹陷水平，旁开二横指（中食指）处。

灸法 点燃艾条，放入温灸盒内施灸，使局部感觉温热，灸至皮肤红晕为度，每天1次。

推拿 拇指指端按压穴位作旋转揉动，力度以感觉酸胀为度，每分钟50~100次，持续3~5分钟，每天1次。

〔操作方法〕

取穴 先取命门穴（直立，由肚脐中作线环绕身体一周，该线与后正中线之交点即是本穴），由命门穴旁开双侧各二横指（中食指，约1.5寸）处即是本穴。

灸法 点燃艾条，放入温灸盒内施灸，使局部感觉温热，灸至皮肤红晕为度，每天1次。

推拿 拇指指端按压穴位作旋转揉动，力度以感觉酸胀为度，每分钟50~100次，持续3~5分钟，每天1次。

太冲穴

清肝明目，调经止痛，平肝息风，疏肝利胆。

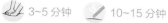3~5 分钟　　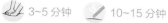10~15 分钟

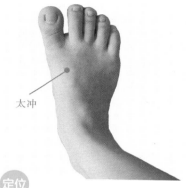

太冲

定位 在足背部，第 1、2 跖骨结合部前方凹陷处。

【操作方法】

取穴 足背，由第 1、2 趾间缝纹头向足背上推，至其两骨联合前缘凹陷中（约缝纹头上二横指）处，即是本穴。

灸法 点燃艾条，距穴位 2~3 厘米处进行悬灸，使局部感觉温热，每次 10~15 分钟，灸至皮肤红晕为度，每天 1 次。

推拿 拇指指端按压穴位作旋转揉动，力度以感觉酸胀为度，每分钟 50~100 次，持续 3~5 分钟，每天 1 次。

期门穴

疏肝理气，和胃降逆，解郁通乳。

3~5 分钟　　10~15 分钟

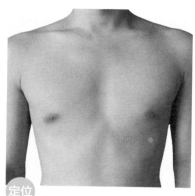

定位 在胸部，当乳头直下，第 6 肋间隙，前正中线旁开 4 寸。

【操作方法】

取穴 男性可任取体位，女性即取卧位，乳头直下，往下数两根肋骨处即是本穴（即第 6、7 两肋间隙）。

灸法 点燃艾条，距穴位 2~3 厘米处进行悬灸，使局部感觉温热，每次 10~15 分钟，灸至皮肤红晕为度，每天 1 次。

推拿 用手掌面着力，作单方向的直线运动，用力要稳，速度缓慢而均匀，每分钟 8~10 次，持续 3~5 分钟，每天 1 次。

（二）大寒进补宜封藏

"过完大寒，正好一年"，此时自然界的阳气正处于从冬季的闭藏过渡到春季的升发中，人们的饮食也应顺应这一变化。

冬季进补到这时需收尾，偶尔吃些狗肉、羊肉无妨，但不宜再多吃生姜、大葱等辛散的食物，更不适合大量饮酒。为了逐渐适应春季舒畅、升发、条达的季节特点，可适当吃些白菜、油菜、胡萝卜、菜花等味甘的蔬菜。

（三）御寒保暖，早睡晚起

患有气管炎、哮喘、胃溃疡的人，应再增加一件背心，利于保护心、肺和胃部不至于受寒。有关节炎、风湿病的人，制作冬衣时可在贴近肩胛、膝盖等关节部位用棉层或皮毛加厚，从而起到防寒保暖的作用。而在内衣选择上，以吸湿性能好、透气性强、轻盈柔软、便于洗涤、穿着舒适的纯棉针织物为宜。

大寒时节，在起居方面仍要顺应冬季闭藏的特性，做到早睡晚起，早睡是为了养人体的阳气，晚起是为养阴气，最好养成睡前洗脚的好习惯。

俗话说"寒从脚起，冷从腿来"，人的腿脚一冷，全身皆冷。入睡前以热水泡脚，能使血管扩张，血流加快，改善脚部的皮肤和组织营养，降低肌张力，改善睡眠质量，对于预防冻脚和防病保健都有益处，特别是那些爱在夜间看书写作，久坐到深夜的人，在睡觉之前，更应用热水泡脚。

第一节　告别痛经，月月轻松

一、什么是痛经

痛经是妇女在经期或经期前后发生周期性小腹疼痛或痛引腰骶，甚至剧痛难忍，或伴有恶心呕吐的病证。西医学中，痛经可以分为原发性和继发性痛经两类。原发性痛经见于月经初潮后不久的未婚或未孕妇女；继发性痛经多见于子宫内膜异位症、急慢性盆腔炎、肿瘤、子宫颈口狭窄及阻塞等。针灸对原发性痛经有较好的疗效。对于继发性痛经，应明确诊断原发病，再进行综合治疗。

二、痛经的原因

从中医来看，痛经的主要原因包括受寒饮冷、情志不调、起居不慎、先天禀赋、久病体虚。痛经又分为实证和虚证。实证主要表现为：经前或行经期小腹剧烈疼痛，痛处拒按。实证有气滞血瘀型、寒凝血瘀型。虚证主要表现为：行经期或经后小腹或腰骶部绵绵隐痛，痛处喜按。虚证有气血亏虚型、肾气亏虚型。

中医主要根据其病机做相应治疗，总的来说可以归纳为两点，其一是不通则痛，其二是不荣则痛。不通则痛主要针对气滞血瘀型、寒凝血瘀型痛经，采取相应的方法使其通，则痛除。不荣则痛主要针对气血亏虚型，补养气血，使痛除。

三、艾灸治疗痛经

1 实证

痛经实证的治法为行气活血，调经止痛，可选择中极、三阴交、地机、次髎、等穴。

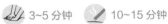

中极穴 通利小便，益肾调经。

3~5 分钟 10~15 分钟

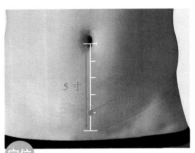

定位 下腹部，脐中下 4 寸，前正中线上。

【操作方法】

灸法 点燃艾条，距穴位 2~3 厘米处进行悬灸，使局部感觉温热，灸至皮肤红晕为度，每天 1 次。或用艾灸贴贴于此穴 8 小时后取下。

推拿 拇指指端按压穴位作旋转揉动，力度以感觉酸胀为度，每分钟 50~100 次，持续 3~5 分钟，每天 1 次。

三阴交穴

健脾利湿，调经助产，宁心安神，调和肝肾，疏经活络。

3~5 分钟 10~15 分钟

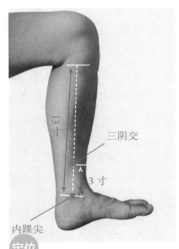

三阴交

内踝尖

定位 在小腿内侧，当足内踝尖上 3 寸，胫骨内侧缘后方。以手四指并拢，小指下边缘紧靠内踝尖上，食指上缘所在水平线在胫骨后缘的交点，即是本穴。

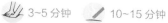

地机穴

调经止崩，健脾利湿，疏经活络。

👣 3~5分钟　　✏ 10~15分钟

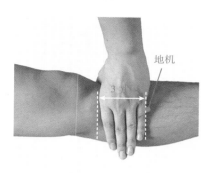

地机

3寸

定位　小腿内侧，阴陵泉下3寸，胫骨内侧缘后际。

次髎穴

通调下焦，疏经活络。

👣 3~5分钟　　✏ 10~15分钟

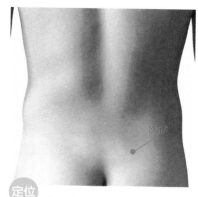

次髎

定位　在骶区，正对第2骶后孔。

【操作方法】

灸法　点燃艾条，距穴位2~3厘米处进行悬灸，使局部感觉温热，灸至皮肤红晕为度，每天1次。或用艾灸贴贴于此穴8小时后取下。

推拿　拇指指端按压穴位作旋转揉动，力度以感觉酸胀为度，每分钟50~100次，持续3~5分钟，每天1次。

❷ 虚证

痛经的虚证治疗原则为调补气血，温养冲任，可选择关元、足三里、三阴交等穴位。

足三里穴

健脾和胃，疏经活络，
消痈止痛，强壮保健。

 3~5 分钟　　 10~15 分钟

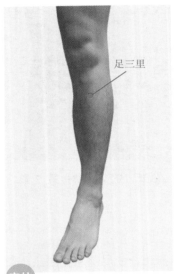

足三里

定位　在小腿外侧，犊鼻
穴下 3 寸，距胫骨前缘一
横指。

◀操作方法▶

灸法　点燃艾条，距穴位 2~3 厘米
处进行悬灸，使局部感觉温热，灸
至皮肤红晕为度，每天 1 次。或用
艾灸贴贴于穴位 8 小时后取下。

推拿　拇指指端按压穴位作旋转揉
动，力度以感觉酸胀为度，每分钟
50~100 次，持续 3~5 分钟，每天
1 次。

关元穴

升阳举陷，益肾调经，
通利小便，健脾止泻。

 3~5 分钟　　 10~15 分钟

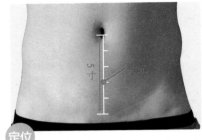

5寸

关元

定位　**关元：** 在下腹部，前正中
线上，当脐下 3 寸。

三阴交穴

健脾利湿，调经助产，宁心安神，
调和肝肾，疏经活络。

 3~5 分钟　　 10~15 分钟

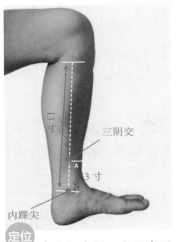

13寸

三阴交

3寸

内踝尖

定位　在小腿内侧，当足内踝
尖上 3 寸（四横指），胫骨内
侧缘后方。

四、注意事项

艾灸虽然对痛经的缓解有很好的疗效，但并不是所有类型的痛经都适合用艾灸疗法。若月经血色鲜红、量多，属于血热者及阴虚发热盗汗者建议不要使用。

痛经患者在治疗中，要注意以下几点：①经期要防寒保暖，避免淋雨、下水；②禁食生冷食品；③情绪稳定，精神愉悦。

第二节　产后抑郁，您真的了解吗

一、产后的你抑郁了吗

辛苦的十月怀胎，兴奋地迎接宝宝到来，可在这之后，有些妈妈的问题就来了。在孩子出生后，原本开朗的她们莫名其妙地变得越来越沉默、忧郁，有的甚至脾气变得很坏。这时，老公和长辈们往往不理解，生孩子那么喜庆的事，到了生活条件那么好的今天反而还出现所谓的"产后抑郁症"了？这真是新妈妈们"矫情"么？

首先，我们来做一项新妈妈们产后自测：

1　白天情绪低落，夜晚情绪高涨，呈现昼夜颠倒的现象。

2　几乎对所有事物失去兴趣，感觉到生活无趣无味，活着等于受罪。

3　食欲大增或大减，妈咪体重增减变化较大。

4　睡眠不佳或严重失眠，因此白天昏昏欲睡。

5　精神焦虑不安或呆滞，常为一点小事而恼怒，或者几天不言不语、不吃不喝。

6　身体异常疲劳或虚弱状态。

7 思想不能集中，语言表达紊乱，缺乏逻辑性和综合判断能力。

8 有明显的自卑感，常常不由自主地过度自责，对任何事都缺乏自信。

9 有反复自杀的意念或企图。

如果这9道题的答案，有5条答"是"的话，且这种状态持续了2周的时间，那么就要怀疑自己是产后抑郁了！

二、为什么会产后抑郁呢

产后，由于内分泌变化的影响、社会角色或者家庭情况等导致心理变化所带来的身体、情绪、心理等一系列变化常易导致产后抑郁综合征的产生。

1 内分泌的改变

妊娠后期，孕妈咪体内雌激素黄体酮、皮质激素、甲状腺素不同程度增高，孕妈咪会产生幸福愉悦的感觉，但是孩子出生后，这些激素迅速下降，造成体内内分泌发生变化，从而产生抑郁症状。

2 家庭的压力

有的家庭可能在妈咪怀孕期间在经济上陷入了困境，妈咪担忧有了小宝贝后的生活问题。又或是丈夫或其他亲属对孩子的性别不满意，以及丈夫的不良表现容易给妈咪的情绪带来压力和委屈。

3 身体健康的原因

很多妈咪无论白天晚上都是自己带孩子，容易产生委屈、烦躁、易怒的情绪，甚至在繁忙的夜晚和寂寞的清晨，产生对丈夫和无辜宝贝的怨恨；或者是宝宝早产、产褥期的疾病或并发症也给妈咪带来极大压力，有些妈咪产前就曾患抑郁症，这样的妈咪容易在产后复发抑郁。

三、产后抑郁了怎么办

方法一：自我调节

俗话说靠人不如靠己，心病还需心药医。当发现情绪的异常变化时，不妨多看些正面积极的书籍，多自我鼓励、自我欣赏，多看自己的优点，多看事物的好处，多想事情可能成功的一面；也可以趁着休产假的时间做一些自己有擅长的或者感兴趣的事转移注意力；保障充足的睡眠，休息好调整好个人作息状态也可以缓解不少负面情绪；生产后虽不适于做剧烈的运动，但一些适当放松活动还是可以做的，比如散步、产后的恢复瑜伽、听舒缓优美的音乐等。

方法二：亲友调节

话说，陪伴是最长情的告白。为了给丈夫添一儿半女，十月怀胎孕吐不断，还要忍受身材走形穿衣丑，皮肤暗淡，产后喂奶无睡眠，情绪难免会出现焦虑、抑郁。这时候家人的陪伴就显得尤其重要了！亲朋好友多交流沟通，多排解，大哭一场也无妨，让其尽情宣泄郁闷情绪。丈夫更加要多给予妻子包容、肯定和支持，不妨当一回"垃圾桶"尽量全部接纳妻子的所有吐槽和不满。

方法三：食物调节

产妇在"月子"里通常都会吃大量补品，殊不知这些食物很容易令人心烦气躁、失眠焦虑，严重的还会出现种种"上火"迹象。所以要多搭配吃一些清淡食物，多吃新鲜的蔬菜水果，多喝温开水，自内而外地调整身心状态。也可以吃一些疏肝解郁、清热去火的粥或者汤，如百合枸杞粥等。

方法四：穴位治疗

神门穴 疏肝解郁。

🦶 3~5分钟　　🔥 10分钟

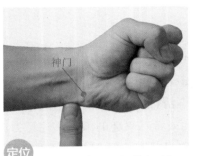

神门

定位 位于腕部，腕掌侧横纹尺侧端，尺侧腕屈肌腱的桡侧凹陷处。

太冲穴 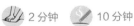 疏肝解郁。

🦶 2分钟　　🔥 10分钟

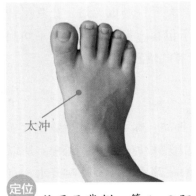

太冲

定位 位于足背侧，第1、2跖骨结合部之前凹陷处。

内关穴 疏肝解郁。

🦶 3~5分钟　　🔥 10分钟

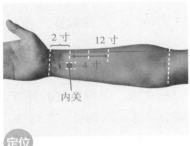

2寸　　12寸
4寸
内关

定位 位于前臂掌侧，腕横纹上2寸，掌长肌腱与桡侧腕屈肌腱之间。

◀操作方法▶

推拿 可以选取这些穴位用拇指或者食指按摩，以按压局部出现酸胀的力度为宜，按3~5分钟。

艾灸 用艾条悬于穴位上方2~3厘米灸10分钟左右。

刺血 用梅花针轻轻叩刺于这几个穴位上，以皮肤微微发红不出血为宜。

四、温馨提示

如果上述方法都不能很好地解决您的问题，请到医院或者诊所寻求专业的心理医师及时进行治疗。

第三节　女人血虚怎么办？脾经"血海"显奇效

当你因为血虚而痛经时，是否发誓下辈子再也不做女人；当你因为血虚而脸色苍白或者萎黄时，是否在频繁地买各种化妆品来掩饰；当你因为血虚而气血不足、全身无力时，是否在买各种昂贵的保健品和补血药吃。在《黄帝内经》中早有"女子以血为本"的记载，揭示了女子以血为本的重要性和容易发生"气有余而血不足"的病因病机特点。那么如何对我们的血虚说再见呢？那就一起来记住"血海"穴吧。

一、血虚与脾经

血虚指血液亏虚，脏腑、经络、形体失养，以面色淡白或萎黄，唇舌爪甲色淡，头晕眼花，心悸多梦，手足发麻，妇女月经量少、色淡、后期或经闭等为主要临床表现。中医认为，脾能运化水谷精微，而水谷精微是血液生成的物质基础，故临床常用补脾的方法治疗血虚。另一方面，足太阴脾经与脾脏相关联，可通过调节脾经达到健脾生血的目的。

二、穴名由来

血海穴，是足太阴脾经上的腧穴。"血"，血液；"海"，海洋。中医认为，脾统率血液，该穴是脾血归聚的地方，如海洋一样深广，所以称血海。血海具有补血活血、清血利湿等功效，是临床治疗血虚、血热、血稠等血液疾病的常用穴位。

三、取穴方法

坐位，屈膝成 90°，医者立于患者对面，用左手掌心对准右髌骨中央，手掌伏于其膝上，大拇指尖所指处为取穴部位。

四、主治病症

① 月经不调、痛经、闭经、崩漏。

② 肝血虚所致的眼干、眼胀等。

③ 产妇腰腹酸痛。

④ 雀斑、湿疹等皮肤病。

五、操作方法

① 梅花针

取坐位，局部皮肤常规消毒后，取牛角烟斗式小号梅花针，对准血海穴轻轻叩刺，用腕力叩刺，落针要稳准，针尖与皮肤呈垂直接触，提针要快，发出短促清脆的"哒"声。频率一般每分钟70~100 次，连续叩刺 3~5 遍，以隐隐出血为度，再用消毒干棉球擦干血液。每天叩刺 1 次，10 天为 1 个疗程，共治疗 2~3 个疗程。

2 艾灸

用温灸盒灸，施灸时，将艾条点燃后放入温灸盒里，将温灸器之盖扣好，再将其放在血海穴处，进行熨灸，直到所灸部位的皮肤红润为度。每天温灸 2 次，10 天为 1 个疗程，共治疗 3~5 个疗程。

3 推拿

用拇指指端、食指端、中指指端或中、无名指指端按揉血海穴，以穴位有酸胀为宜，频率一般每分钟 60~100 次，连续按揉 5~10 遍，每天按揉 3 次，10 天为 1 个疗程，共治疗 3~5 个疗程。

第四节　拒绝"宫寒"，做个"暖"女人

大部分人认为，"宫寒"就是"子宫寒冷"的简称。然而这种说法是片面的，中医所说的"子宫"与西医所指的子宫不同，它的范围要更大些，包括子宫、卵巢、输卵管等多个器官。宫寒的表现多见于月经周期延长，月经量少且色黑，有血块，甚至月经停闭不行；月经前或经期小腹疼痛，热敷后疼痛可得到缓解；白带清稀量多等。严重的宫寒可造成不孕、妊娠后胎儿发育迟缓、子宫内膜异位症、卵巢巧克力囊肿等。这也就是为什么在西医看来不同的疾病，而中医大夫都诊断为"宫寒"的原因。下面，对宫寒症状做一个详细总结：

宫寒的症状主要有：

❶ 白带量多、清稀。

❷ 月经不调，痛经。

❸ 性冷漠，多流产。

❹ 小腹不温，四肢冰凉，眩晕，经前乳胀。

⑤ 黄褐斑、痤疮。

⑥ 困倦腰痛、面色晦暗、眼睑肿胀。

据一项在全国范围内的女性健康调查发现，患有宫寒的女性数量相当庞大。可以说，10 个女人，就有 6 个宫寒。但是由于宫寒的一些症状比较常见，很多女性往往认为那都是小事，没放在心上，更不会及时治疗，结果一拖再拖，有时就会追悔莫及。宫寒可引发 50% 以上的妇科病或不孕症。对付宫寒，主要有三大秘籍，一大武器。

一、三大秘籍

调养宫寒秘籍之一：首先要注意保暖，在冬季很多女性奉行的"美丽冻人"肯定是要不得的。即使在夏季，也存在防寒保暖的问题。当您感受空调冷风带来的惬意时，殊不知子宫正在经受着外界的折磨，当寒气侵入身体，离"宫寒"就不远了。

调养宫寒秘籍之二：少食生冷食物。在中医养生传统中，女性体质属阴，不可以贪凉，寒凉、生冷的食物进入体内会消耗阳气，导致寒邪内生，侵害子宫。

调养宫寒秘籍之三：宫寒的人要多运动，虽然她们偏于安静沉稳，运动多了易感疲劳，但"动则生阳"，寒性体质者特别需要通过运动来改善体质，尤其进行有氧运动。但运动中和运动结束后要注意保暖哦。

二、一大武器：艾灸

气海穴 🔥 20分钟

升阳补气，益肾调经，通调二便。

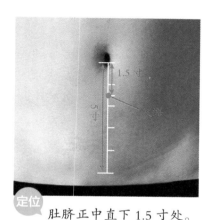

定位 肚脐正中直下 1.5 寸处。

关元穴 🔥 20分钟

升阳举陷，益肾调经，
通利小便，健脾止泻。

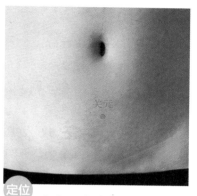

定位 肚脐正中直下 3 寸处。

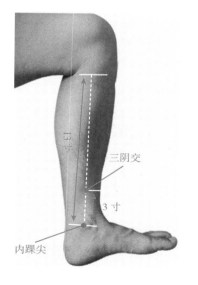

三阴交穴 🔥 20~30分钟

健脾利湿，调经助产，宁心安神，
调和肝肾，疏经活络。

定位 在小腿内侧，当足内踝尖上 3
寸，胫骨内侧缘后方。

◀操作方法▶

灸法 每日每穴 1 次，每次用艾条熏
灸 20 分钟，简单方便，长期坚持效果
更好。

第五节　乳腺增生了怎么办

一、什么是乳腺增生

乳腺增生症是指乳腺上皮和纤维组织增生，乳腺组织导管和乳小叶在结构上的退行性病变及进行性结缔组织的生长，其发病原因主要是由于内分泌激素失调。根据增生的部位不同，分为乳腺小叶增生和乳腺导管的束性增生。是女性最常见的乳房疾病，其发病率占乳腺疾病的首位。本病好发于 25~45 岁的妇女。

西医学认为乳腺增生性疾病主要是由于内分泌激素失调，雌激素长期处于相对或绝对过剩状态所致。中医认为一般是由忧怒伤肝或思虑伤脾引起气滞所致，气滞于乳络所致。

怎么判断是否有乳腺增生？通常在乳房部位可触及一个或多个大小不等的肿块，小者如沙砾，大者可超过 3~4 厘米，多位于外上限，表面光滑活动，触压有轻微疼痛，与皮肤不粘连，表面无红肿热痛。做近红外线乳腺诊断仪及乳房 B 超检查，可明确诊断。肝郁气滞型伴见乳内肿块随月经前后或情志波动而增大或缩小，多有经期乳涨，或月经不调或痛经，精神郁闷，喜叹息，胸肋胀痛；痰气凝结伴见乳内肿块如鸡卵，坚实光滑，无明显胀痛。头晕、胸闷、痰多，胃纳欠佳。

二、乳腺增生该如何科学治疗

患有乳腺增生疾病的女性最怕的就是增生转成恶变。专家指出，不是所有的乳腺增生都会恶变成癌症，但有相当比例的乳腺增生可以转变成乳腺癌症，特别是囊性增生。对乳腺增生坚持"三早"方针进行治疗：定期检查做到"早发现"，及时就诊做到"早诊断"，合理用药做到"早治疗"，可有效地降低患者乳腺癌的发病率。

　　小小艾灸可发挥神奇的作用，艾灸治疗原则主要为疏肝健脾，活血化瘀散结。

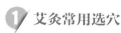 **艾灸常用选穴**

阿是穴
阿是穴是指局部病灶部位，或乳房肿块部位。　🔥 10~15 分钟

阴陵泉穴　🔥 10~15 分钟
健脾利湿，通利下焦，通络止痛。

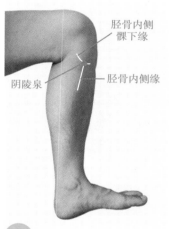

胫骨内侧
髁下缘

阴陵泉　——胫骨内侧缘

定位　　在小腿内侧，胫骨内侧髁下缘与胫骨内侧缘之间的凹陷中。

膻中穴　🔥 10~15 分钟
止咳平喘，宽胸通乳，和胃降逆。

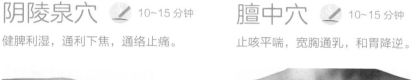

膻中

定位　　在胸部，当前正中线上，平第 4 肋间，两乳头连线的中点。

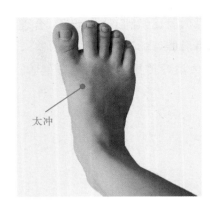

太冲穴 10~15 分钟

清肝明目，调经止痛，平肝息风，
疏肝利胆，疏经活络。

定位 位于足背侧，第 1、2 骨结
合部之前凹陷处。

太冲

2 艾灸方法

艾条温和灸，每日 1 次，10 次为 1 个疗程，连续治疗 2 个疗程
后休息 5~7 天。

三、注意事项

灸法治疗乳腺增生有一定效果。治疗期间应注意改变生活中的
一些环境行为因素，从根本上防止乳腺增生病的进一步发展。减轻
各种压力，改善心理状态，充足睡眠，忌食辛辣、刺激之品，不吸
烟不喝酒，注意建立低脂肪饮食、多活动等良好的生活习惯，注意
防止乳房部的外伤。

第六节 捍卫子宫，用艾呵护

一、子宫肌瘤是什么

年轻女性的常见病包括月经不调、痛经等，而中年女性的常见

病中还有阴道炎、子宫肌瘤等。当出现了不规则的子宫出血、腹部包块及压迫症状（如尿频、排尿不尽、腹部坠胀疼痛）、白带增多甚至不孕与流产时，女性朋友们应当注意，这是我们的"好朋友"子宫发出的求救信号，这时应当提高警惕，考虑是否患有子宫肌瘤。子宫肌瘤好发于30~50岁的中年女性，临床上有些女性朋友们没有明显的症状，通常在盆腔检查或超声检查时偶被发现。

子宫肌瘤属中医"积聚"范畴，是由人体的正气不足、邪气内侵，或房事所伤、饮食失调、情志不舒等原因，致脏腑功能失调，气血失和，气机阻滞，加之瘀血、痰饮、湿浊等有形之邪凝聚胞宫，聚久而成。调查显示，抑郁女性多发子宫肌瘤，故女性朋友要注意调畅情志。另一方面，艾灸可以协助调畅气血经络，帮我们远离肌瘤。

二、常灸女性穴，用"艾"保健康

艾灸通过灸疗相关穴位，以疏通经络，温经通脉，益气理血，理气化滞，活血化瘀，从而达到治疗效果。关元、子宫、归来、三阴交等为常用的女性保健穴位。

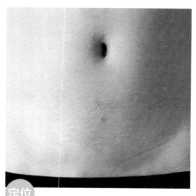

定位　在下腹部，前正中线上，当脐下3寸。

关元穴　升阳举陷，益肾调经，通利小便，健脾止泻。

🖊 15~20分钟

◀操作方法▶

灸法　点燃艾条，距离穴位2~3厘米处进行悬灸，局部有温热感，灸至皮肤潮红，每日1次，一次15~20分钟，7天为1个疗程。

子宫穴 15~20 分钟

调经止带，理气和血。

归来穴 15~20 分钟

调经止带，理气和血。

三阴交穴

健脾利湿，调经助产，宁心安神，调和肝肾，疏经活络。

 15~20 分钟

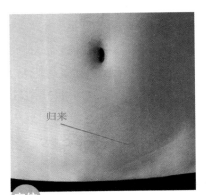

归来

定位 子宫：在下腹部，当脐中下 4 寸，正中线旁开 3 寸。

归来：在下腹部，当脐中下 4 寸，距前正中线 2 寸。

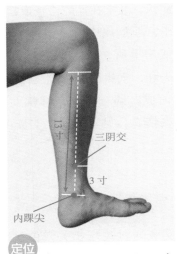

13 寸

三阴交

3 寸

内踝尖

定位 在小腿内侧，当足内踝间上 3 寸，胫骨内侧缘后方。

【操作方法】

灸法 点燃艾条，距离穴位 2~3 厘米处进行悬灸，局部有温热感，灸至皮肤潮红，每日 1 次，一次 15~20 分钟，7 天为 1 个疗程。

08 | 第八章
小儿保健有智招

第一节　春天来了，谨防小儿腹泻

一、什么是小儿腹泻

　　小儿腹泻，俗称"拉肚子"，是以排便次数增多、粪便稀薄或泻出如水样便为主要临床症状的常见多发病，可伴有发热、呕吐、腹痛等症状。在我国，腹泻是儿童的常见病，据有关资料，我国 5 岁以下儿童腹泻病的年发病率为 20.1%，平均每年每个儿童年发病 3.5 次，其死亡率为 0.51%。因此，对小儿腹泻的防治十分重要。患儿腹泻一般常见的是稀便、水样便、蛋花样便、黄绿色便或便中有少量黏液。每天患儿腹泻 5 次左右，大便量不多，无明显的脱水现象。

二、小儿腹泻的原因

　　腹泻的病因由内因和外因共同构成。

　　内因为小儿脏腑娇嫩，脾常不足，且小儿生机蓬勃，脾胃负担相对较重，一旦遇外来因素的影响就会导致脾胃受损，使水谷不得运化，则水反而为湿，谷反而为滞，水湿留滞，下注肠道而为腹泻。

　　外因为感受外邪，腹泻的发生与气候有密切关系，寒湿、暑热之邪皆能引起腹泻，而尤以湿邪引起为多；或内伤乳食：由于喂养不当，饥饱无度，或突然改变饮食性质等。

三、腹泻的治疗

中医认为，小儿为稚阳之体，脏腑娇嫩，脾胃功能薄弱；加上小儿寒暖不能自调，乳食不能自节，无论是外感的风、寒、暑、湿、燥、火等邪气侵袭，还是内伤乳食，均可引起脾胃功能失调而发生泄泻。故小儿腹泻主要以调理足太阴脾经和足阳明胃经为主。此外，肚脐为防御外邪侵袭的门户，又名神阙穴，属于任脉。任脉与督脉相通，可调理人体诸经百脉。因此，任脉也是调理小儿腹泻的常用经脉。

艾灸常用穴位

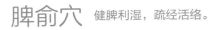

神阙穴 回阳固脱，健脾利湿。

 10~15 分钟

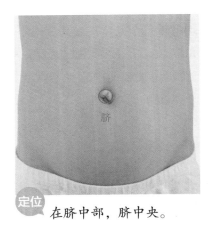

脐

定位 在脐中部，脐中央。

脾俞穴 健脾利湿，疏经活络。

 10~15 分钟

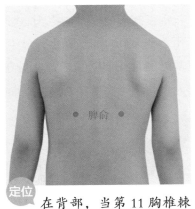

脾俞

定位 在背部，当第 11 胸椎棘突下，旁开 1.5 寸。

【操作方法】

灸法 点燃艾条，距穴位 2~3 厘米处进行悬灸，使局部感觉温热，每次 10~15 分钟，灸至皮肤红晕为度，每天 1 次。

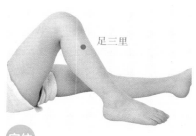

足三里穴 10~15 分钟

健脾和胃，疏经活络，祛痰镇静，
消痈止痛，强壮保健。

定位 在小腿外侧，犊鼻穴下
3寸，距胫骨前缘外侧一横
指处。

【操作方法】

灸法　点燃艾条，距穴位 2~3 厘米
处进行悬灸，使局部感觉温热，每
次 15~20 分钟，灸至皮肤红晕为度，
每天 1 次。

四、注意事项

1　调节饮食，是防治小儿厌食症的重要措施。

2　定时进食，禁止吃零食，饮食生活要有规律。

3　注意饮食卫生，防止挑食，纠正偏食。

4　注意纠正小儿的不良情绪变化，减轻精神压力。

5　患病后发现食欲不振，应及时检查和治疗。

第二节　三伏天，莫贪凉，胃肠感冒不来犯

夏日骄阳似火，但却是许多小宝贝们特别喜爱的季节，有美味
的冰淇淋、各种水果，还有清凉的空调可以享受，小宝贝们不知节
制，一生病可苦了宝爸宝妈们。其中，胃肠型感冒较为多见。今天
让我们一起来重新认识胃肠型感冒，并带来防治胃肠型感冒的方法，
让小宝宝们在夏天免受胃肠型感冒的危害。

小儿体属纯阳，脏腑稚嫩，功能尚未成熟，婴幼儿时期生长速度，超出其他任一时期。同时也有容易发病、传变迅速的特点。夏天气候炎热，尤其到了伏天，暑热还挟有湿邪，又闷又热，忽热忽寒，很容易致病，因此小儿感冒以后，不仅发热，还常伴有胃肠道的症状。

　　那么，该如何分辨小儿胃肠感冒呢？胃肠型感冒主要是因感染柯萨奇病毒引起，并且常常合并有细菌性感染，临床上以胃肠道的表现为主，如胃胀、腹痛、呕吐、腹泻。同时宝宝可能会出现无精打采、乏力、不欲饮食，严重时会导致脱水、体内电解质紊乱，但上呼吸道症状较轻。

　　那宝爸宝妈们又有疑问了，这样的表现很难和急性胃肠炎区别呀。其实考虑急性胃肠炎的话，主要要看宝宝有没有吃不干净的东西，如果有不洁饮食史，并且恶心、呕吐较为剧烈，呕吐物常有刺激性气味，一般没有发热症状，那多半就是急性胃肠炎了。

 穴位保健 不可少

神阙穴 回阳固脱，健脾利湿。

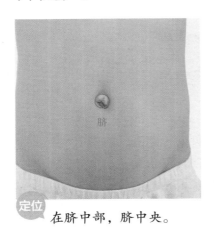

定位 在脐中部，脐中央。

大椎穴

解表退热，止咳平喘，宁心安神，清热凉血，强壮腰脊。

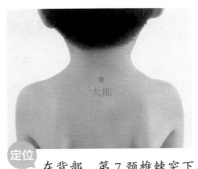

定位 在背部，第 7 颈椎棘突下。

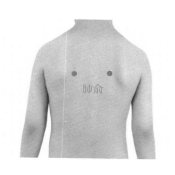

肺俞穴

宣肺理气，滋阴清热，
疏经活络，祛风止痒。

定位　在背部，当第 3 胸椎棘突下，旁开 1.5 寸。

脾俞穴　健脾利湿，疏经活络。

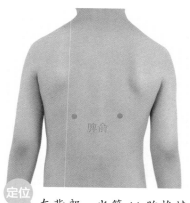

定位　在背部，当第 11 胸椎棘突下，旁开 1.5 寸。

足三里穴

健脾和胃，疏经活络，祛痰镇静，
消痈止痛，强壮保健。

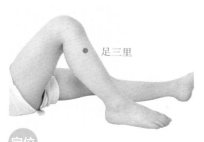

定位　在小腿外侧，犊鼻穴下 3 寸，距胫骨前缘外侧一横指处。

操作方法

贴敷　伏天贴敷，健脾固肺，对于上述穴位，可采用穴位贴敷的方法。

　　小儿平时有消化不良、厌食、腹泻、体虚易感等问题，多因为肺、脾胃气虚。三伏天进行贴敷，可助阳补气，祛邪扶正，能帮助小宝贝们远离打针吃药。

饮食及起居保健

　　中医养生注重顺应时节、合理饮食，夏日虽炎热，但应尽可能地避免吹空调，少食用生冷之物，勿过食肥甘厚味，多饮水，多食用新鲜蔬菜水果。保持房间通风，少去人多拥挤的公共场所。小儿生长需要适应环境，若一直让小朋友生长在温室里，小朋友的免疫力是经不起风吹雨打的。如若发生胃肠感冒应注意保暖，勿让腹部再次受凉。

此外，藿香正气丸的疗效比较明显，藿香正气丸可疏风散寒，化湿和中，相比于藿香正气水，其口感容易让小朋友接受。取藿香正气丸倒入锅中煮沸，取上层清亮液体喂予患儿，可达到满意效果。

第三节　小儿遗尿怎么办

一、什么是小儿遗尿

凡年满 3 周岁具有正常排尿功能的儿童，在睡眠时不能自行控制而排尿者，称为遗尿。偶因疲劳或临睡饮水过多而遗尿，不作病态论。

二、小儿遗尿形成原因

主要是膀胱不能约束所致，而造成膀胱失约的原因主要有：

❶ 先天不足　肾为先天之本，司二便，与膀胱相表里，膀胱为州都之官，主藏溺，而膀胱气化功能的正常发挥，又赖于肾的气化功能来调节。若小儿先天禀赋不足，后天病后失调，下元虚寒，膀胱气化功能失调而致遗尿。

❷ 肺脾气虚　肺为水之上源，有通调水道，下输膀胱的作用，脾主运化水湿而能制水，肺脾功能正常，方能维持机体水液的正常输布和排泄。若病后失调，致肺脾气虚，上虚不能制下，下虚不能上承，则水道制约无权而见遗尿。

❸ 心肾失交　心主神明，内寄君火，肾主水液，内藏相火，心火下移以温肾水，肾水开腾以济君火，水火既济则心有所主，肾有所藏。若因情志失调，导致心神不宁，水火不济，故夜梦纷纭，梦中遗尿，或欲醒而不能，小便自遗。

❹ 肝经湿热　湿热之邪蕴郁肝经，致肝失疏泄，或湿热下注，移热于膀胱，致膀胱开阖失司而遗尿。

三、小儿遗尿的治疗

小儿遗尿古称"遗溺"，首见于《内经》。常因禀赋不足，或病后体弱以致肾气不足，固摄无权，或脾肺气虚等导致膀胱失约而致，尤以肾虚膀胱不约为病之主因。《诸病源候论·小儿杂病诸候·遗尿候》说"遗尿者，此由膀胱有冷，不能约于水故也。……肾主水，肾气下通于阴，小便者，水液之余也，膀胱为津液之腑，既冷气衰弱，不能约水，故遗尿也。"故治疗重在固肾、温补下元。肾俞、关元能助益肾气，固摄下元。膀胱俞、中极分别为膀胱的俞穴和募穴，合而为用属俞募配穴，可调理膀胱，振奋膀胱气化功能，以助对尿液的约束能力。

艾灸常用穴位

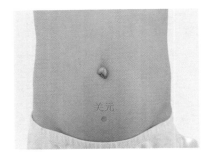

关元穴 10~15 分钟

升阳举陷，益肾调经，
通利小便，健脾止泻。

定位 在下腹部，前正中线上，
当脐下 3 寸。

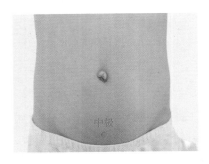

中极穴 10~15 分钟

通利小便，益肾调经。

定位 脐下 4 寸，即关元下 1 寸（一
横指距离）。

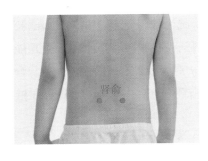

肾俞穴 10~15 分钟

补肾填精。

定位 第 2 腰椎棘突下旁开 1.5 寸。
肚脐横平对应的即是第 2 腰椎。

◀操作方法▶

灸法 点燃艾条，距穴位 2~3 厘米处进行悬灸，使局部感觉温热，每次
10~15 分钟，灸至皮肤红晕为度，每天 1 次。

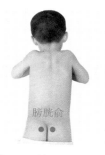

膀胱俞穴 10~15分钟

通调膀胱，舒经活络，清热利湿。

【操作方法】

灸法　点燃艾条，距穴位 2~3 厘米处进行悬灸，使局部感觉温热，每次 10~15 分钟，灸至皮肤红晕为度，每天 1 次。

定位　第 2 骶椎棘突下，旁开 1.5 寸，平第 2 骶后孔。

四、注意事项

1 养成良好的作息制度和卫生习惯，避免过度疲劳，掌握尿床时间和规律，夜间用闹钟唤醒患儿起床排尿 1~2 次。白天睡 1~2 小时，白天避免过度兴奋或剧烈运动，以防夜间睡眠过深。

2 逐渐纠正害羞、焦虑、恐惧及畏缩等情绪或行为，照顾到小儿的自尊心，多劝慰鼓励，少斥责、惩罚，减轻他们的心理负担，这是治疗成功的关键。

第四节　小儿厌食怎么办

一、什么是小儿厌食

小儿厌食是小儿时期的一种常见病症，临床以较长时间的食欲减退、厌恶进食、食量减少为特征。厌食的发生主要有两种病理生理因素：一种因局部或全身性疾病影响消化功能，使胃肠平滑肌张力低下，消化液分泌减少，酶的活性降低；另一种是中枢神经系统受人体内外环境刺激的影响，使对消化功能调节失去平衡。古代"恶食""不思食""不嗜食"等病症的主要临床表现与本病相同。

本病可发生于任何季节，但夏季暑湿当令之时，可使症状加重。各年龄儿童均可发病，以 1~6 岁多见。患儿除食欲不振外，一般无其他明显不适，预后良好，但长期不愈者，可使气血生化乏源，抗病能力下降，易患他症，或影响生长发育转化为疳证。

二、小儿厌食形成原因

本病多由喂养不当、他病伤脾、先天不足、情志失调引起。其病变脏腑主要在脾胃。胃司受纳，脾主运化，脾胃调和，则口能知五谷饮食之味，正如《灵枢·脉度》所说："脾气通于口，脾和则口能知五谷矣。"若脾胃失健，纳化不和，则造成厌食。

❶ 喂养不当　小儿脏腑娇嫩，脾常不足，乳食不知自节。若家长缺乏育婴保健知识，婴儿期未能及时添加辅食；或片面强调高营养饮食，如过食肥甘、煎炸炙煿之品，超越了小儿脾胃的正常纳化能力；或过于溺爱，纵其所好，恣意零食、偏食、冷食或饥饱无度或滥服滋补之品，均可损伤脾胃，产生厌食。

❷ 他病伤脾　脾为阴土，喜燥恶湿，得阳则运；胃为阳土，喜润恶燥，得阴则和。若患他病，误用攻伐，或过用苦寒损伤脾阳或过用温燥耗伤胃阴，或病后未能及时调理，或夏伤暑湿，脾为湿困，均可使受纳运化失常，而致厌恶进食。

❸ 先天不足　胎禀不足，脾胃薄弱之儿，出生后即表现不依吮乳，若后天失于调养、则脾胃怯弱，乳食难于增进。

❹ 情志失调　小儿神气怯弱，易受惊恐。若失于调护，卒受惊吓或打骂，或所欲不遂或思念压抑，或环境变更等，均可致情志抑郁，肝失条达，气机不畅，乘脾犯胃，亦可形成厌食。

三、厌食的治疗

本病归属于中医学中的"恶食""伤食""食积""痰滞"等范畴。中医认为，小儿厌食主要是由于喂养不当，饮食不节或不洁，损伤脾胃正常运化功能，或先天禀赋不足、脾胃虚弱，亦或虫积等因素引起。病位在脾胃，其原因虽多，但事实上其最根本原因是小儿脾胃不健，运化功能失调。因小儿脏腑娇嫩，脾常不足，稍有喂养不当，伤及脾胃，皆可导致脾失健运，脾运失职，清气不升，影响胃的受纳与和降，胃失和降，食滞中脘又影响脾的升清运化，即发为此病。《小儿药证直诀·虚羸》："脾胃不和，不能食乳。"《幼幼新书·乳食不下》："脾，脏也；胃，腑也。脾胃二气合为表里，胃受谷而脾磨之，二气平调，则谷化而能食。"灸中脘、足三里，可调节脏腑之气血。

中医还认为，脾胃为后天之本，气血生化之源，因此，治疗本病必须从健脾胃、消食积入手。正如《幼幼集成·食积证治》所云："夫乳食之积，必用消导。消者，散其结也；导者，行其气也。"四缝穴是经外奇穴，点刺四缝穴有调和脏腑、健脾消积之功。

针灸常用穴位

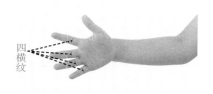

四横纹

定位　在第 2~5 指掌侧，近端指关节的中央，一侧四穴。

四缝穴　健脾消积，祛痰导滞。

【操作方法】

刺法　以 75% 乙醇消毒皮肤局部，以灭菌针头刺入双手四缝穴 0.2~0.5 厘米，出针后挤出黄色透明液体，再用消毒棉球拭干，隔 2 日 1 次，疗程为 1 周。

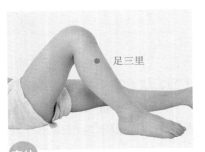

足三里穴 10~15分钟

健脾和胃，疏经活络，祛痰镇静，消痛止痛，强壮保健。

〈操作方法〉

灸法 点燃艾条，距穴位 2~3 厘米处进行悬灸，使局部感觉温热，每次 10~15 分钟，灸至皮肤红晕为度，每天 1 次。

定位 在小腿外侧，犊鼻穴下 3 寸，距胫骨前缘外侧一横指处。

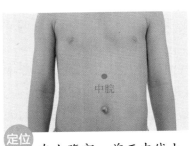

中脘穴 10~15分钟

健脾和胃，宁心安神，疏肝利胆。

〈操作方法〉

灸法 点燃艾条，距穴位 2~3 厘米处进行悬灸，使局部感觉温热，每次 10~15 分钟，灸至皮肤红晕为度，每天 1 次。

定位 在上腹部，前正中线上，脐上 4 寸处。

捏脊疗法 2分钟

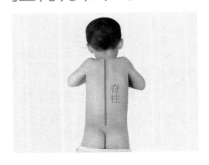

〈操作方法〉

推拿 令患儿俯卧硬板床上，先轻揉患儿背部使其肌肉放松，然后以右手拇指沿督脉自大椎穴（颈后高骨）滑向尾骨，重复 2~3 次，再自下而上用拇指桡侧缘顶住皮肤，食、中指前按，三指同时用力提起皮肤，双手交替捻动向前，以皮肤潮红为度，疗程 1 周。

四、注意事项

养成良好的饮食习惯，在婴儿时期，妈咪要合理喂养，婴儿在 4 个月内，最好采用纯母乳喂养，4 个月以后再合理添加辅食，不要操之过急。俗话说得好"要想小儿安，须知三分饥与寒"。所以在幼儿时期，小孩进食时，不易过饱，要按时进食，一日三餐，中午和下午加两次点心和水果最好；少吃油炸、肥厚和生冷食物，以免影响食欲；如果是缺锌引起的厌食，可给予口服锌制剂；家中常备消食糖浆、健胃消食片等消食药物。

第五节　小儿哮喘着实难治，灸法为您保驾护航

一、什么是小儿哮喘

哮喘为小儿时期常见肺系疾病，严重影响儿童的身心健康。"哮"指声响，"喘"指气息，临床上哮常兼喘，故以哮喘合称。本病以发作性喉间哮鸣气促，呼气延长为特征，严重者不能平卧，呼吸困难，张口抬肩，嘴唇青紫。本病有明显的遗传倾向，初发年龄以 1~6 岁多见。

二、哮喘病因

哮喘病因由内因和外因共同构成。

内因与肺、脾、肾三脏关系密切，肺具有调节呼吸的生理功能，脾可以运化痰湿，肾能使呼吸更有深度。因小儿肺脏娇嫩，脾常不足，肾常虚。那么当三者功能不足时，则会出现呼吸浅表、节律不齐、痰饮留伏。

外因责之于感受风寒燥邪，接触异物、异味及嗜食咸酸，其中以感受风寒触发最多见。

内有痰饮留伏，外受邪气，外因作用于内因从而引发哮喘。因此，哮喘的病理基础是脾肺肾气不足，痰伏于肺。

三、灸法治疗

艾灸具有扶补正气、温肺化痰的功效，对于哮喘的缓解期起着重要作用。《幼科发挥·喘嗽》："或有喘疾，遭寒冷而发，发则连绵不已，发过如常，有时复发，此为宿疾。"由此看来哮喘有反复发作、缠绵不愈的临床特点。《丹溪心法·喘论》："哮证已发攻邪为主，未发则以扶正为要。"说明在哮喘的缓解期主要以扶正固本为主。《片玉心书·哮喘门》中提到对于哮喘的治疗："轻者五虎汤一帖，重则葶苈丸治之。此皆一时解急之法，若要断根，常服五圣丹，外用灸法。"所以说在哮喘的缓解期常用灸法甚至可以达到治愈哮喘的目的。

肺俞穴 10~15分钟

宣肺理气，滋阴清热，
疏经活络，祛风止痒。

脾俞穴 10~15分钟

健脾利湿，疏经活络。

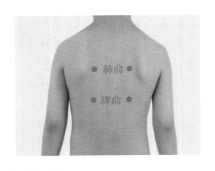

定位 **肺俞**：在背部，当第3胸椎棘突下，旁开1.5寸。
　　脾俞：在背部，当第11胸椎棘突下，旁开1.5寸。

〔操作方法〕

灸法 点燃艾条，距穴位2~3厘米处进行悬灸，使局部感觉温热，每次10~15分钟，灸至皮肤红晕为度，每天1次。

丹田　扶补正气，固本培元。　　10~15 分钟

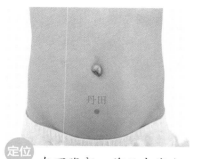

丹田

定位　在下腹部，前正中线上，当脐下 2.5 寸。

【操作方法】

取位　从肚脐沿正中线向下推，到推不动的地方（耻骨联合），在肚脐与耻骨联合连线的中间点。

灸法　点燃艾条，距穴位 2~3 厘米处进行悬灸，使局部感觉温热，每次 10~15 分钟，灸至皮肤红晕为度，每天 1 次。

四、注意事项

1　远离过敏原，家长需要了解一些疾病的基本症状和发病情况，帮助患儿预防呼吸道感染。

2　适量的户外运动，要养成从小就锻炼身体的好习惯，这样可以提高机体免疫能力。

3　忌肥甘厚味及海腥发物，长期的食用此类食物会导致痰浊内生、阻塞气道从而引发或加重哮喘症状。

第六节　灸法：小儿感冒的"绿色疗法"

一、什么是小儿感冒

感冒是儿科常见的外感性疾病之一，又称伤风。感冒可分为两种，普通感冒为感受风邪所致，一般病邪轻浅，以肺系症状为主，

不导致流行；时行感冒为感受时邪病毒所致，病邪较重，具有流行特征。本病发病率居儿科疾病首位，除了 4~5 个月以内小儿较少发病外，可发生于任何年龄的小儿。本病一年四季均可发病，以冬春多见，在季节变换、气候骤变时发病率高。临床多表现为发热、恶寒、鼻塞、流涕、喷嚏等症状，多兼咳嗽，可伴呕吐、腹泻。

二、感冒形成的原因

感冒病因由内因和外因共同构成。

内因由于小儿脏腑娇嫩，肌肤薄弱，卫外不固，易为外邪侵袭，尤其是气候骤变之时，易感邪为病。

外因以感受风邪为主，常兼杂寒、热、暑、湿、燥等，亦有感受时邪疫毒所致者。在气候变化、冷热失常、沐浴着凉、调护不当时容易发生本病。当小儿正气不足、机体抵抗力低下时，外邪易于乘虚侵入而成感冒。

三、感冒的治疗

本病的病变部位主要在肺卫肌表，病机重心以卫表失宣为主。由于小儿"纯阳"之体，感邪之后，易从热化，且易于入里，影响到脏腑功能失常。肺失清肃，痰浊内生，则咳嗽痰喘，称为夹痰；脾失健运，食滞内停，称为夹滞；邪热炽盛，内扰心肝，称为夹惊。推拿配合艾灸治疗小儿感冒具有绿色环保、无毒副作用等优势，艾灸具有扶正祛邪、运行气血、温通经络等特点，能增强机体免疫力，抵御外邪，达到防治感冒的目的。

① **推拿常用穴位**

开天门 ⏱ 2分钟

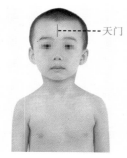

天门

定位 **天门：**两眉中点至前发际线呈一条直线。

〈操作方法〉

推拿　两拇指自下而上交替直推或单拇指自下向上直推，称推攒竹，又称开天门；共24次。

推坎宫 ⏱ 2分钟

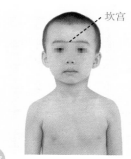

坎宫

定位 **坎宫：**自眉头起沿眉向眉梢成一横线。

〈操作方法〉

推拿　两拇指自眉心向眉梢两侧分推，称推坎宫，亦称分头阴阳；共24次。

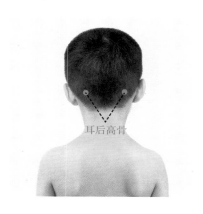

耳后高骨

揉耳后高骨 ⏱ 2分钟

定位 耳后入发迹，乳突后缘高骨下凹陷中。

〈操作方法〉

推拿　两拇指或中指端按揉，30~50次。

揉太阳 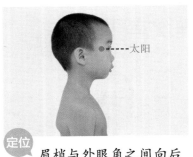 2分钟

太阳

定位 眉梢与外眼角之间向后约1寸凹陷处。

【操作方法】

推拿 两拇指桡侧或中指端按揉，24 次。

清肺经 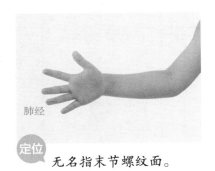 2分钟

肺经

定位 无名指末节螺纹面。

【操作方法】

推拿 右手拇指螺纹面贴在小儿无名指螺纹面做向心直推，300 次。

揉膻中 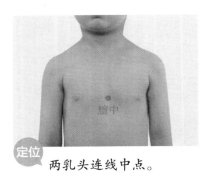 2分钟

膻中

定位 两乳头连线中点。

【操作方法】

推拿 中指指端按揉，100 次。

拿肩井 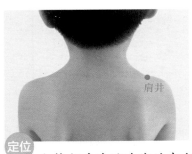 2分钟

肩井

定位 大椎与肩峰端连线的中点，肩部筋肉处。

【操作方法】

推拿 用拇指、食指和中指对称用力提拿肩井，5 次。

② 艾灸常用穴位

肺俞穴
宣肺理气，滋阴清热，疏经活络，祛风止痒。

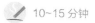 10~15 分钟

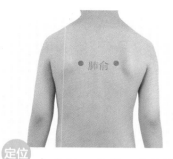

肺俞

定位 在背部，当第 3 胸椎棘突下，旁开 1.5 寸。

【操作方法】

灸法　点燃艾条，距穴位 2~3 厘米处进行悬灸，使局部感觉温热，每次 10~15 分钟，灸至皮肤红晕为度，每天 1 次。

大椎穴
解表退热，止咳平喘，宁心安神，清热凉血，强壮腰脊。

 10~15 分钟

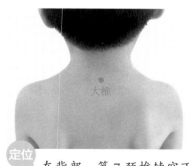

大椎

定位 在背部，第 7 颈椎棘突下。

【操作方法】

灸法　点燃艾条，距穴位 2~3 厘米处进行悬灸，使局部感觉温热，每次 10~15 分钟，灸至皮肤红晕为度，每天 1 次。

四、注意事项

① 感冒需多喝水，有助于退热发汗，排除毒素。

② 应多食用富含维生素的蔬菜、水果。

3 应忌食生冷、油腻、油炸、黏滞、咸辣、过硬及海腥食物。感冒期间，避免进食或忌多食鸭肉、猪肉、羊肉、狗肉、甲鱼、蚌、醋、柿等食品。

第七节　家有爱哭郎，灸法来解忧

一、什么是小儿夜啼

夜啼是指婴儿入夜啼哭不安，时哭时止，或每夜定时啼哭，甚则通宵达旦，但白天如常的一种病症。多见于新生儿及婴儿。

啼哭是新生儿及婴儿的一种正常生理活动，是表达要求或痛苦的方式。如果因为饥饿、惊恐、尿布潮湿、衣被过热或过冷等引起啼哭，而喂以乳食、安抚亲昵、更换潮湿尿布、调节冷暖后，啼哭即可停止者，不属病态。

二、夜啼形成原因

本病多因脾寒，脾寒气滞，气血不通，不通则痛，因痛而啼；或因心热，热则烦而啼；或因惊恐，惊则神不安定而啼。

1 脾寒

入夜啼哭，下半夜尤甚，啼声低弱，时哭时止。

2 心热

哭声响亮不休，见灯火则啼哭愈甚，烦躁不安，面赤唇红。

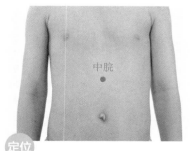

3 惊恐

夜间突然啼哭，或睡中时作惊惕，神情不安，口唇与面色乍青乍白，会紧紧依偎在母亲怀中。

三、夜啼的治疗

本病以温脾、清心和镇惊为基本治疗原则。在排除无明确病因后，反复夜啼可按脾寒、心热、惊恐进行辨证论治。哭声低弱，面白肢冷，睡眠蜷曲，腹喜摩按，舌淡苔白为寒啼，治疗以艾灸方法温脾散寒；哭声响亮，面赤身热，烦躁不安，舌红苔黄为热啼，治以清心导赤法；突然啼哭，面色青灰，表情恐惧，时作惊惕，脉来散乱为惊啼，以镇静安神法调治。本节主讲因脾寒而夜啼的治法。

中脘穴

健脾和胃，宁心安神，疏肝利胆。

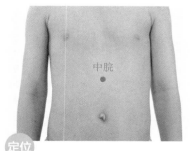

中脘

定位 中脘：在上腹部，前正中线上，当脐中上4寸。

神阙穴

回阳固脱，健脾利湿。

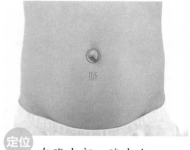

脐

定位 在腹中部，脐中央。

【操作方法】

灸法　将艾灸贴贴在上腹部（若为于婴儿，身体较小，可以同时覆盖神阙及中脘穴）即可，注意在艾灸贴与皮肤之间用薄棉布隔开，以防皮肤过敏及烫伤。艾灸贴贴治1~2小时。

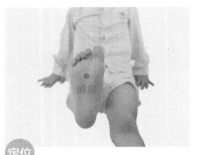

涌泉穴

醒神开窍，平肝息风，益肾调便，
利咽润肺，滋阴清热。

定位 　在足底部，卷足时足前部凹陷处，约当足底第2、3足趾缝纹头端与足跟连线的前1/3与后2/3交点上。

【操作方法】

灸法 　将艾灸贴贴在足掌心即可，注意在艾灸贴与皮肤之间用薄棉布隔开，以防皮肤过敏及烫伤。艾灸贴贴治1~2小时。

四、注意事项

1. 要注意防寒保暖，但也勿衣被过暖。
2. 孕妇及哺乳期妇女不可过食寒凉及辛辣热性食物，勿受惊吓。
3. 不可将婴儿抱在怀中睡眠，不通宵开启灯具，养成良好的睡眠习惯。
4. 注意保持周围环境安静祥和，检查衣被覆盖良好。

第八节　免疫力低下，宝宝怎么办

一、什么是免疫力

所谓"免疫力"指的是在中枢神经系统的控制下，人体的各个系统分工合作，密切配合，保证了人体生命活动的正常进行。其中免疫系统是一个非常重要的组成部分。免疫系统的主要功能是防御外界病原微生物的侵入，而防止各种疾病。实际上，人体的这种防御能力就是免疫力，是人体识别和消灭外来侵入的任何异物（病毒、细菌等），处理衰老、损伤、死亡、变性的自身细胞以及识别和处理体内突变细胞和病毒感染细胞的能力。

二、免疫力低下的表现

免疫力低下的身体易于被感染或患癌症，免疫力超常也会产生对身体有害的结果，如引发过敏反应、自身免疫疾病等。各种原因使免疫系统不能正常发挥保护作用，在此情况下，极易招致细菌、病毒、真菌等感染。

表现就是容易生病，因经常患病，加重了机体的消耗，所以一般有体质虚弱、营养不良、精神萎靡、疲乏无力、食欲降低、睡眠障碍等表现。由此孩子生病、打针、吃药，便成了家常便饭，每次生病都要很长时间才能恢复，而且常常反复发作。

长此以往会导致身体和智力发育不良，还易诱发重大疾病，当免疫力低下时应多补充一些含锌、硒和蛋白质高的食物，当人体免疫功能失调，或者免疫系统不健全时，下列问题就会反复发作：感冒、扁桃体炎、哮喘、支气管炎、肺炎、腹泻等，所以千万不可小视。

三、免疫力低下的治疗

《证治汇补·风》曰："如虚人伤风，屡感屡发，形气病气俱虚者，又当补之而佐以和解。"故免疫力低下与人体正气的虚弱有着密切关系。而《医学入门》云："虚则灸之，使火气以助元阳也。"故采用艾灸来补虚可增强机体的正气。艾灸具有温经散寒、扶正祛邪、疏通经络、调和营卫、振兴机体功能的作用。督脉统摄诸阳，循达于体表则可卫外御邪；通达于内，则可温通经脉，温煦脏腑。督脉总统全身之阳气，可以沟通全身经络。通过艾灸督脉的综合作用激发协调诸经，可发挥经络内连脏腑、外络肢节、沟通内外、运行气血、平衡阴阳、抗御病邪、调整虚实的功效，从而达到预防保健治病的目的。同时中医学认为正气虚弱，卫外不固，易遭风邪外感，而风池穴可发汗解表、祛风散寒，用于外感疾病和头面诸疾，并能增强适应能力和体质，为免疫力低下治疗之要穴。

艾灸常用穴位

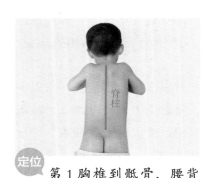

定位 第1胸椎到骶骨，腰背部正中一条线。

脊柱 🖊 10~15分钟

温肾壮阳，滋补肝肾，温补脾阳，壮骨强脊。

【操作方法】

灸法 点燃艾条，距脊柱椎体2~3厘米处进行悬灸，使局部感觉温热，每次10~15分钟，灸至皮肤红晕为度，每天1次。

关元穴 🖊 10~15分钟

升阳举陷，益肾调经，通利小便，健脾止泻。

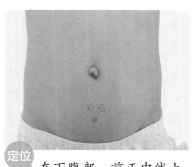

定位 在下腹部，前正中线上，当脐下3寸。

风池穴 🖊 10~15分钟

平肝息风，清头利窍，祛风解表。

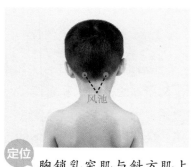

定位 胸锁乳突肌与斜方肌上端之间的凹陷中约平耳垂处。

【操作方法】

灸法　点燃艾条，距穴位 2~3 厘米处进行悬灸，使局部感觉温热，每次 10~15 分钟，灸至皮肤红晕为度，每天 1 次。

四、注意事项

① 经常呼吸新鲜空气，多晒太阳，加强体育锻炼。

② 避免与感冒病人接触，感冒流行期间少去公共场所，接触病人后要先洗手。

③ 居室保持空气流通、新鲜，必要时可进行空气消毒。

索 引

预防保健类	
鱼、肉穿肠过，"消食"很重要	四缝穴（108）　中脘穴（108）　天枢穴（109）足三里穴（109）
巧除湿气的小技能	足三里穴（111）　　阴陵泉穴（112）三阴交穴（112）
走开吧，亚健康	关元穴（116）　　　足三里穴（116）三阴交穴（117）　　百会穴（117）
预防流感有高招	风门穴（119）　肺俞穴（120）　膏肓穴（120）足三里穴（121）
肝火旺有什么表现？妙招轻松去肝火	太冲穴（124）　大敦穴（124）　三阴交穴（125）足三里穴（125）
简简单单降胃火	商阳穴（127）　内庭穴（127）　太冲穴（127）
除焦虑，助备考	合谷穴（130）　神门穴（130）　内关穴（130）中脘穴（131）　足三里穴（131）
考生的护眼妙招	睛明穴（133）　四白穴（133）　太阳穴（133）风池穴（134）
临考改善睡眠质量怎么做	风池穴（135）　神门穴（136）　百会穴（136）内关穴（136）　印堂穴（137）

疾病防治类	
常灸此两穴，远离高脂血	天枢穴（139）　丰隆穴（139）
上班族遇上失眠，你该怎么办	心俞穴（141）　劳宫穴（141）　三阴交穴（142）肝俞穴（142）　心俞穴（143）　内关穴（143）公孙穴（144）　神门穴（144）　丘墟穴（145）
灸走冻疮大军	合谷穴（147）　气海穴（147）　关元穴（148）涌泉穴（148）
防治高血压的几个妙招，您忍心错过吗	合谷穴（150）　太冲穴（150）　曲池穴（151）足三里穴（151）

节气养生类			
春季篇	春 分	太冲穴（202） 命门穴（203） 脾俞穴（204）	风池穴（203） 关元穴（204）
	清 明	太冲穴（206） 风池穴（207） 大椎穴（208）	合谷穴（206） 阴陵泉穴（207）
	谷 雨	太冲穴（210） 丰隆穴（211）	风市穴（210） 阴陵泉穴（211）
夏季篇	立 夏	神门穴（214） 大椎穴（216）	内关穴（215） 至阳穴（216）
	小 满	足三里穴（218） 三阴交（219）	丰隆穴（219） 内关穴（220）
	芒 种	神门穴（221） 百会穴（223）	阴陵泉（222） 大椎穴（223）
	夏 至	神门穴（225） 肾俞穴（226）	阴郄穴（225） 关元穴（226）
	小 暑	神门穴（228） 丰隆穴（230）	足三里穴（229） 百会穴（230）
	大 暑	神门穴（232） 三阴交（233）	百会穴（232）
秋季篇	立 秋	尺泽穴（235） 膏肓穴（237）	列缺穴（236） 偏历穴（237）
	处 暑	曲池穴（239） 足三里穴（240）	阴陵泉穴（239） 合谷穴（241）
	白 露	尺泽穴（242） 膏肓穴（243） 复溜穴（244）	列缺穴（243） 关元穴（244）
	秋 分	太溪穴（246） 命门穴（247）	肾俞穴（247）

节气养生类			
秋季篇	寒露	肾俞穴（249） 鱼际穴（250）	关元穴（249） 三阴交穴（250）
	霜降	血海穴（252） 中脘穴（253）	关元穴（253）
冬季篇	立冬	复溜穴（255） 肾俞穴（257） 关元穴（258）	太溪穴（256） 脾俞穴（257）
	小雪	肾俞穴（260） 涌泉穴（261）	三阴交穴（260）
	大雪	大椎穴（262） 肾俞穴（263）	至阳穴（263）
	冬至	神阙穴（265） 肺俞穴（266） 足三里穴（267）	关元穴（265） 肾俞穴（266）
	小寒	肺俞穴（268） 关元穴（269）	肾俞穴（269） 三阴交穴（270）
	大寒	风门穴（272） 太冲穴（273）	肾俞穴（272） 期门穴（273）

呵护女性类	
告别痛经，月月轻松	中极穴（276）　三阴交穴（276）地机穴（277） 次髎穴（277）　足三里穴（278）关元穴（278） 三阴交穴（278）
产后抑郁，您真的了解吗	神门穴（282）　太冲穴（282）　内关穴（282）
拒绝"宫寒"，做个"暖"女人	气海穴（287）　三阴交穴（287）关元穴（287）
乳腺增生了怎么办	阿是穴（289）　阴陵泉穴（289）膻中穴（289） 太冲穴（290）
捍卫子宫，用艾呵护	关元穴（291）　子宫穴（292）　归来穴（292） 三阴交穴（292）

小儿保健类			
春天来了，谨防小儿腹泻	神阙穴（294）	脾俞穴（294）	足三里穴（295）
三伏天，莫贪凉，胃肠感冒不来犯	神阙穴（296） 脾俞穴（297）	大椎穴（296） 足三里穴（297）	肺俞穴（297）
小儿遗尿怎么办	关元穴（300） 膀胱俞穴（301）	中极穴（300）	肾俞穴（300）
小儿厌食怎么办	四缝穴（303） 捏脊疗法（304）	足三里穴（304）	中脘穴（304）
小儿哮喘着实难治，灸法为您保驾护航	肺俞穴（306）	脾俞穴（306）	丹田（307）
灸法：小儿感冒的"绿色疗法"	开天门（309） 揉耳后高骨（309） 清肺经（310） 肺俞穴（311）	推坎宫（309） 揉膻中（310） 大椎穴（311）	揉太阳（310） 拿肩井（310）
家有爱哭郎，灸法来解忧	中脘穴（313）	神阙穴（313）	涌泉穴（314）
免疫力低下，宝宝怎么办	脊柱（316）	关元穴（316）	风池穴（316）